AF463348

DE LA CRÉATION

D'UN

VAGIN ARTIFICIEL

PAR LES GREFFES DE THIERSCH

PAR

M. ARÈNE

DOCTEUR EN MÉDECINE

MONTPELLIER

G. FIRMIN ET MONTANE, IMPRIMEURS DE L'UNIVERSITÉ

Rue Ferdinand-Fabre et Quai du Verdanson

1901

DE LA CRÉATION

D'UN

VAGIN ARTIFICIEL

PAR LES GREFFES DE THIERSCH

PAR

M. ARÈNE
DOCTEUR EN MÉDECINE

MONTPELLIER
G. FIRMIN ET MONTANE, IMPRIMEURS DE L'UNIVERSITÉ
Rue Ferdinand-Fabre et Quai du Verdanson
1901

A NOTRE PRÉSIDENT DE THÈSE

M. LE DOCTEUR FORGUE

PROFESSEUR DE CLINIQUE CHIRURGICALE A LA FACULTÉ DE MÉDECINE DE MONTPELLIER
MEMBRE CORRESPONDANT DE L'ACADÉMIE DE MÉDECINE

A M. LE DOCTEUR JEANBRAU

PROFESSEUR-AGRÉGÉ A LA FACULTÉ DE MÉDECINE DE MONTPELLIER

M. ARÈNE

AVANT-PROPOS

Au moment de terminer nos études médicales déjà longues, nous jetons un regard ému sur notre passé d'écolier. Il semblerait pourtant que l'atteinte du but poursuivi, la consécration du labeur achevé pût nous donner assez de joie pour effacer les regrets de cette période heureuse qui s'éloigne...

Toutes les transitions, même les plus souhaitées, ont leur mélancolie.

Parmi les souvenirs de ces années librement vécues, la bienveillance et la science de nos maîtres resteront pour nous la plus pure et la plus belle évocation. Nous accomplissons un devoir infiniment doux en leur adressant ici l'hommage respectueux de notre gratitude et de notre absolu dévouement.

Des quatre étapes successives de nos études, quatre stations d'inégale durée, mais toutes pour nous également fécondes en précieux enseignements, nous gardons la plus fidèle empreinte des doctrines médicales.

C'est d'abord l'Ecole de Médecine de Marseille où nos études commencèrent sous la prudente direction de maîtres dévoués ; puis la Faculté de Lyon où nous suivîmes avec admiration les savantes cliniques de ses hôpitaux ; enfin la Faculté de Montpellier, où notre instruction médicale s'acheva et se complut au milieu de maîtres toujours bienveillants, toujours prêts à faciliter notre tâche en prodiguant leurs conseils et leur constante sollicitude.

La quatrième étape, plus modeste, plus éloignée d'une direction scientifique, mais toute aussi chère à nos souvenirs, comprend notre séjour à l'internat des hospices civils de Toulon. Les sympathies qui nous y accueillirent, l'affabilité des maîtres que nous y rencontrâmes et l'enseignement pratique que nous y avons acquis, nous inspirèrent bien des regrets, quand il fallut nous éloigner de cette douce et laborieuse retraite. Nous la saluons encore aujourd'hui avec un sentiment ému de reconnaissance et de respect.

Enfin, avant d'exposer le sujet de ce mémoire hâtivement écrit, il nous reste à accomplir le plus agréable de tous nos devoirs, celui d'inscrire en tête de ces pages deux noms également chers dont le souvenir évoquera toujours en nous une pensée de reconnaissance et de dévouement. M. le professeur Forgue et M. le professeur-agrégé Jeanbreau nous accueillirent, à notre arrivée à Montpellier, avec une bienveillance que nous sommes heureux de leur rappeler. Leurs conseils et leur expérience nous ont été d'un précieux secours pour l'élaboration de notre thèse : ils ont comblé nos vœux en nous faisant l'honneur de présider sa soutenance et en nous accordant la faveur de leurs suffrages.

INTRODUCTION

La création d'un conduit muqueux, comme l'urèthre dans le cas d'hypo ou d'épispadias, ou comme le vagin dans les cas d'absence congénitale, est une des opérations plastiques les plus difficiles à réussir.

L'antisepsie, qui permet d'éviter les infections opératoires et assure la réunion par première intention, ne remplit qu'une condition de succès : le point capital est de trouver un procédé pour tapisser d'une muqueuse ou au moins d'une surface épithéliale, la cavité créée par avivement des tissus. Et même si le lambeau, ainsi appliqué, ne se moule pas exactement sur le conduit néo-formé, la cicatrisation, aidée par la tendance naturelle des tissus à s'accoler, entraîne bien vite le rétrécissement et, plus tard, le comblement de la cavité opératoire.

Parmi les procédés mis en œuvre pour créer un vagin artificiel permanent, il en est un certain nombre qui, comme nous le verrons, sont fatalement voués à l'insuccès, parce qu'ils ne remplissent pas cette condition nécessaire : tapisser d'épithélium la cavité creusée entre la vessie et le rectum.

L'autoplastie par lambeaux empruntés à la vulve et à la face interne des cuisses, rattachés par un pédicule et suturés par leur sommet libre dans la profondeur des tissus a constitué un progrès notable sur les premières méthodes telles que l'incision ou le refoulement. Mais malgré l'ingénieuse simplicité de ce procédé, les résultats ne sont souvent que temporaires et les cas de vrai succès se comptent. Les lambeaux se maintiennent difficilement appliqués sur les parois de la cavité nouvelle qui s'efface peu à peu de la profondeur vers la vulve par suite de la rétraction naturelle des cicatrices.

Pour obvier à cet inconvénient, notre maitre, M. le professeur FORGUE, étant en présence d'un cas d'absence complète du vagin, eut la pensée, en juin 1901, de recourir aux greffes de Thiersh, comme Nové Josserand l'avait fait pour l'épispadias.

Le cas est trop récent pour qu'il soit possible de dire si la méthode est meilleure que les précédentes ; mais si les cicatrices que donne l'autoplastie par les greffes de Thiersch gardent, lorsqu'on les emploie à tapisser des cavités ou des conduits, les qualités qu'elles ont lorsqu'on s'en sert pour recouvrir des pertes de substance ou des ulcères étendus, on peut espérer des résultats excellents. Si l'on examine des individus, greffés par la méthode de Thiersch, on est frappé par la souplesse et jusqu'à un certain point, par la laxité du nouveau revêtement cutané ainsi obtenu. Il n'y a pas de rétraction, pas de tiraillement et l'on peut facilement plisser le tégument cicatriciel. Ce sont là, évidemment, des conditions favorables pour assurer la permanence d'un conduit artificiel uréthral ou vaginal.

L'idée, qui devait venir naturellement à l'esprit du chirurgien instruit des bons résultats des greffes de Thiersh, avait été, d'ailleurs, émise en 1898, par un chirurgien américain ROBERT-ABBE qui a publié une observation très démonstrative, la seule que nous ayons pu recueillir dans la littérature, et dont M. Forgue n'avait pas eu connaissance lorsqu'il tenta la même opération.

Nous avons, sur le conseil de M. le professeur Forgue, repris en quelques pages l'étude de cette question de thérapeutique gynécologique, et nous donnons plus loin l'observation qu'il a bien voulu nous communiquer, ainsi que celle de Robert-Abbe, la première en date, mais d'origine anglaise. Peut-être d'autres chirurgiens ont-ils tenté d'arriver au même but par le même procédé ; en tout cas, il nous semble qu'il constitue un progrès et mérite d'attirer l'attention.

Ce travail est divisé en quatre parties :

Dans la première, nous rappelons rapidement le développement embryogénique des organes génitaux de la femme pour en expliquer des malformations vaginales, particulièrement les absences de vagin.

Dans la deuxième, nous examinons les troubles physiologiques et pathologiques dus à l'oblitération congénitale du vagin dans ses diverses modalités cliniques.

Dans la troisième, nous donnons un aperçu des méthodes employées par les chirurgiens pour la création d'un vagin artificiel et nous relatons quelques observations qui en sont le meilleur commentaire. La thèse très documentée de Mlle Dumitrescu (Contribution à l'étude des absences congénitales du vagin considérées au point de vue chirurgical. Thèse de Paris, 1896) nous a été ici un guide très utile.

Dans la quatrième partie, nous étudions d'après l'observation de M. le professeur Forgue et celle de Robbert-Abbe, la technique de la vaginoplastie par les greffes de Thiersch.

DE LA CRÉATION

D'UN VAGIN ARTIFICIEL

PAR LES GREFFES DE THIERSCH

PREMIERE PARTIE

PATHOGÉNIE ET VARIÉTÉS ANATOMIQUES

A. — DÉVELOPPEMENT DU VAGIN NORMAL ET DES ORGANES GÉNITAUX INTERNES.

Avant d'aborder la description des diverses anomalies congénitales du conduit utéro-vaginal, il est bon de rappeler succinctement l'embryogénie de cet appareil : non pas qu'il puisse sortir de ces notes sommaires l'explication complète de toutes les variétés anatomiques observées, mais parce que le processus général embryogénique des organes génitaux internes peut, dans une certaine mesure, éclairer la pathogénie de leurs malformations.

L'utérus et le vagin sont formés aux dépens des canaux de Müller dans la partie comprise entre le sinus uro-génital et les insertions wolfiennes des ligaments de Hunter ou ligaments ronds. De la fusion des canaux de Müller, simples tubes épithéliaux disposés parallèlement, va résulter le conduit utéro-vaginal.

Pour Kollilker, l'accolement, puis la soudure, se fait peu à peu, d'abord dans le milieu du cordon génital.

Aux deux extrémités du cordon les canaux restent doubles. Il en résulte que le vagin est d'abord bifide et que l'utérus est fortement bicorne.

Certains auteurs ne sont pas d'accord sur l'endroit précis où débute la fusion des conduits de Müller.

Dohrn indique l'union du tiers inférieur avec les deux tiers supérieurs du cordon génital ; Laugenbacher la fait débuter au niveau des extrémités vestibulaires des conduits de Müller. Ces divergences dépendent des espèces animales observées. Le degré de soudure des deux canaux de Müller est, en effet, très variable quand on l'observe dans la série des êtres. De là, des utérus plus ou moins bicornes. Normalement ces cornes sont peu marquées dans l'espèce humaine parce qu'elles subissent l'effet du développement ultérieur. Mais si l'espace compris entre l'insertion des ligaments ronds et le sommet du canal génital disparaît complètement, comme chez certains animaux, le corps de l'utérus est diminué ou supprimé : les cornes sont alors le siège du développement de l'organe et s'ouvrent par deux orifices distincts dans le vagin. Le lapin, le lièvre et l'écureuil présentent cette disposition. Si par suite de l'insertion des ligaments ronds, un peu au-dessous du sommet du canal génital, la distance entre le vagin et l'utérus se trouve augmentée, un petit corps utérin peut prendre naissance. Mais l'utérus sera très fortement bicorne.

Il en est ainsi chez le rat, le cobaye. Enfin, plus la limite utéro-vaginale se sera produite à une distance plus grande du sommet, plus l'utérus sera considérable (pachydermes, carnassiers, ruminants).

L'anatomie comparée fournit un grand nombre de faits où l'on trouve des caractères rappelant la disposition primitive embryonnaire. Les Marsupiaux, par exemple, ont deux utérus et deux vagins s'ouvrant par deux orifices distincts dans le vestibule. Cette dualité d'organes provient de ce que les canaux de Müller ne se sont pas fusionnés et ont évolué séparément. Tous les animaux, à l'exception de l'homme et des singes, présentent plus ou moins des vestiges de la division intérieure originelle du canal génital. Les uns ont un double utérus et un double vagin ; chez d'autres le cloisonnement utérin seul a persisté.

Dans l'espèce humaine, le canal utéro-génital est constitué à la fin du deuxième mois de la gestation. La cloison médiane a disparu, mais jusqu'à la fin du troisième mois, le conduit reste bicorne. Les extrémités vulvaires des canaux müllériens se fusionnent plus tardivement vers la fin du quatrième mois. L'utérus ne commence à se délimiter que vers le sixième mois, tandis que dans le conduit, le vagin est déjà marqué par un léger renflement annulaire.

Bien que le mode de développement embryonnaire de l'appareil génital interne soit parfaitement connu, il est pourtant difficile d'admettre la pathogénie définitive des anomalies utéro-vaginales et particulièrement de l'absence congénitale du vagin. «... Quelle est la cause initiale de ces anomalies ? Faut-» il s'arrêter à l'idée d'arrêt du développement, ou remonter » plus haut, vers une cause supérieure, l'atavisme, reprodui-» sant sporadiquement dans une espèce, les formes d'une » autre espèce, par l'effet que Darwin a appelé un phénomène » de réversion ?

» On sait que l'évolution de la cavité vaginale aux dépens » des conduits de Müller se fait toujours de haut en bas. On » conçoit, par suite, difficilement que ce soit la partie infé-

» rieure du vagin qui existe le plus souvent au lieu de la par-
» tie supérieure lorsqu'il y a arrêt de développement des con-
» duits müllériens. Je crois qu'il faut voir dans ces faits la
» persistance et l'allongement anormal du canal vestibulaire
» ou partie antérieure du sinus uro-génital, Cette sorte d'em-
» bouchure ectodermique, assez insignifiante à l'état normal,
» reprend alors la prépondérance qu'elle a eue à la période
» embryonnaire, avant qu'elle ne fût refoulée et distancée par
» le développement du canal müllérien. Ce cul-de-sac qu'on
» observe si fréquemment dans les cas d'absence du vagin et
» de l'utérus, a une longueur de 2 ou 3 centimètres, et une
» médiocre largeur, à peine suffisante pour l'introduction du
» bout du doigt ; mais cette longueur et cette largeur peuvent
» être considérablement développées par la pratique du coït.
» Le cul-de-sac vestibulaire est fermé par une membrane nacrée
» réticulée, d'aspect cicatriciel.

» On a vu manquer la partie médiane du vagin et les deux
» tronçons être séparés par une membrane d'épaisseur varia-
» ble et parfois perforée ; il y a eu alors, sans doute, arrêt
» de développement du vagin müllérien et développement
» compensateur du canal vestibulaire qui est allé à sa rencon-
» tre et n'a pu se fusionner avec lui... »

B. — Déduction pathogénique : variétés anatomiques des malformations génitales.

Si l'on en juge par la publication des faits observés, les absences et les malformations congénitales du vagin ne sont pas très fréquentes. Pourtant, d'après quelques auteurs, on les rencontrerait plus souvent que les simples imperforations de la membrane hyménéale. Le nombre des faits recueillis, mentionnant l'absence complète du vagin, atteindrait presque la centaine. L'hérédité semble avoir un certain rôle parmi les causes prédisposantes. Squarcy cite le cas de trois sœurs qui n'avaient jamais eu de règles, et dont les trois tantes étaient stériles. Dans une observation citée par Mlle Dumitrescu (*in* Th. de Paris) et que l'on trouvera reproduite plus loin, les deux sœurs de la malade, mortes vers l'âge de 20 ans, n'avaient jamais eu leurs règles.

Les malformations congénitales du vagin peuvent présenter une très grande variété. Lefort distingue les états suivants :

1° Absence complète de l'utérus et du vagin, avec existence normale des parties génitales externes ;

2° Absence du vagin, avec intégrité de l'utérus et parfois de la portion utérine du vagin ;

3° Terminaison du vagin en cul-de-sac, à une profondeur plus ou moins grande, avec absence ou atrophie de l'utérus :

Levrat, dans la relation des lésions utéro-ovariennes avec l'absence du vagin, n'admet que deux catégories :

1° Organes génitaux externes bien conformés, dépression vulvaire plus ou moins prononcée; mais l'utérus manque ou est atrophié ;

2° Organes génitaux externes formés ; la partie inférieure du vagin n'existe pas ou est peu marquée ; la partie supérieure existe avec un utérus.

En ce qui concerne les anomalies simplement vaginales, nous émettons l'opinion de la plupart des auteurs qui distinguent deux sortes de malformations : l'une ayant pour type l'absence complète, l'autre l'absence partielle. Dans ce deuxième groupe se trouvent tous les degrés, depuis la simple atrésie de l'orifice inférieur vaginal jusqu'à l'atrophie complète du conduit à diverses hauteurs de son trajet.

L'absence complète est de beaucoup la plus rare. Pozzi dis

tingue dans cette variété anatomique deux états différents : ou bien il n'y a pas trace de tissu entre la vessie et le rectum; ces deux organes sont en contact direct et alors le vagin est réellement absent ; ou bien le vagin existe, mais dans toute l'étendue de la cavité s'étend un cordon fibreux formant cloison entre la vessie et le rectum. Cet état particulier du vagin comblé a reçu le nom de développement rudimentaire du vagin.

L'absence partielle, appelée par quelques auteurs imperforation du conduit vaginal, s'observe dans la majorité des cas mais avec de nombreuses variétés d'anomalies. Tantôt c'est toute la partie inférieure qui est oblitérée. L'oblitération varie de deux à trois centimètres. Duplay désigne cet état sous le nom d'imperforation de la partie antérieure du vagin. On ne confondra pas cette « absence partielle » avec la membrane hymen imperforée, laquelle, d'ailleurs, existe normalement constituée dans la plupart des malformations ou absences vaginales. Tantôt la partie inférieure du conduit est intacte et c'est la partie supérieure qui fait défaut. Elle se termine en cul-de-sac et ne présente aucune communication avec l'utérus. C'est, pour Duplay, l'imperforation de la partie postérieure du vagin, et celle qui est le plus généralement observée. Etant donné le mode d'évolution de la cavité vaginale, l'explication embryologique de cette anomalie reste obscure. Nous avons donné plus haut l'opinion de Pozzi, nous n'avons donc pas à chercher ailleurs une hypothèse plus vraisemblable.

Selon quelques auteurs, il y aurait parmi les variétés d'absence partielle une troisième catégorie d'anomalies constituée par l'existence de deux tronçons de vagin, un inférieur et un supérieur, séparés transversalement par un large cordon fibreux plus ou moins épais et même perforé. Au point de vue du traitement, il est évident que cette malformation serait justiciable d'un manuel opératoire extrêmement simple.

Quelle que soit la hauteur occupée par la substance fibreuse qui comble en partie le conduit vaginal, le reste de l'organe présente le plus souvent sa structure normale. Pourtant lorsque l'oblitération siège à la partie inférieure, on peut observer en arrière de l'obstacle une dilatation plus ou moins considérable. Dans les imperforations de la partie postérieure, la partie antérieure restée perméable est d'une faible profondeur, deux ou trois centimètres tout au plus ; elle n'est pas très large, mais elle est susceptible d'être amplifiée par le coït.

Il semble, au premier abord, que l'absence complète ou partielle du vagin doive nécessairement entraîner des vices de conformation des organes voisins. Il est, sans doute, de nombreux exemples dans lesquels l'anomalie congénitale s'est plus ou moins étendue à l'ensemble de l'appareil génital, mais très fréquemment la malformation vaginale est seule observée. Même du côté des organes génitaux externes, rien ne révèle parfois l'étendue de l'oblitération et ce n'est qu'à la faveur de coïts irréalisables que l'attention est appelée sur cette singulière anomalie anatomique.

En effet, le mont de Vénus est bien développé, garni de poils abondants ; la vulve a son aspect normal ; les grandes et les petites lèvres sont bien faites, le clitoris existe et dans la plupart des cas la membrane hyménéale est parfaitement constituée. Plus rarement les organes génitaux externes offrent des stigmates de développement rudimentaire.

Ils ont « de petits vices de conformation ». Ils présentent dans leur ensemble un type infantile. Les grandes et les petites lèvres sont exiguës, le clitoris est à peine marqué.

Exceptionnellement il y a arrêt de développement réel des organes génitaux externes et absence complète de vulve (observ. de Polaillon).

Du côté des organes génitaux profonds, c'est l'utérus qui est frappé le plus souvent dans sa structure anatomique. Sans doute, on le rencontre parfois bien développé, distendu même par un épanchement sanguin, mais dans la plupart des cas ses dimensions sont réduites et sa forme est altérée. Il a l'aspect d'un simple cordon fibreux transversal, d'où partent de chaque côté des trompes et des ovaires bien constitués.

Quelques observations mentionnent l'absence complète d'utérus. Il semble pourtant, d'après l'opinion admise, que cette absence n'est qu'apparente. On rencontre toujours en cherchant bien quelques vestiges d'organe utérin et on a pu trouver, dans un cas, à l'autopsie, un utérus rudimentaire sous la forme d'un petit corps dur et du volume d'une noix, qui n'avait révélé sa présence ni par le toucher rectal ni par la palpation hypogastrique.

L'observation de Nicaise (*in* th. Dumitrescu) que nous reproduisons ci-après vient à l'appui de cette affirmation, à savoir que l'absence réelle de l'utérus n'est pas démontrée.

Observation Première

C... âgée de 18 ans, entre le 29 novembre 1862, à l'hôpital de Lourcine. Tempérament lymphatique. La malade est atteinte de syphilis. Elle a eu quelques rapports sexuels depuis deux ans, le dernier il y a quatre mois ; ils furent toujours douloureux.

Les ganglions inguinaux sont engorgés des deux côtés ; sur la grande lèvre droite, plaque muqueuse indurée, sur la peau, roséole maculeuse généralisée. Urétrite subaiguë avec écoulement purulent.

La malade n'a jamais eu ses règles et n'a jamais ressenti les signes de la menstruation. Les seins sont peu développés.

Le vagin est complètement imperforé. On reconnaît les débris de la membrane hymen, puis, à 4 ou 5 millimètres en arrière, existe une membrane rosée, fibro-élastique, qui se laisse déprimer de 1 centimètre 1|2 à 2 centimètres.

En déprimant ce cul-de-sac, en même temps qu'on pratique le toucher rectal et qu'une sonde est introduite dans la vessie, on reconnait que les tissus qui séparent la sonde du doigt placés dans le rectum sont très minces; on ne trouve pas d'utérus. Il semble qu'il y a un tissu cellulaire assez lâche entre vessie et rectum et que la membrane du cul-de-sac s'enfonce dans ce tissu. Verneuil et Goupil, qui ont examiné la malade, pensent qu'il y a atrésie du vagin et de l'utérus.

La malade meurt de fièvre typhoïde.

Autopsie. — L'utérus manque ; on trouve à sa place une lamelle de quelques millimètres d'épaisseur.

Les deux ovaires existent, ils ont un volume normal ; ils sont à 1 centimètre 1|2 de l'orifice interne du canal inguinal.

Les deux ligaments ronds sont très volumineux ; ils dépassent le volume d'une plume d'oie ; ils sont réunis sur la ligne médiane par la lamelle qui remplace l'utérus. Les trois ailerons du ligament large n'existent qu'à l'extrémité de chaque ligament rond. En ce point, on trouve le ligament, l'ovaire et le pavillon de la trompe, seule partie de cet organe qui existe. Ces ailerons se continuent avec la lamelle médiane par un bord uni, arrondi.

De ce que l'utérus existe dans la plupart des cas, il ne s'en suit donc pas qu'il soit toujours normalement constitué pour assurer l'intégrité de ses fonctions. On cite les anomalies les plus curieuses dans l'abouchement de son orifice cervical. Il n'est pas rare d'abord que le col soit imperforé, et cela est constant dans l'absence complète du vagin. Mais quand la perforation du col existe, on a vu la matrice s'ouvrir dans le rectum et Bernutz, Barnes « citent des cas de fécondation et d'accouchement par la portion terminale de l'intestin » ; on a vu le museau de tanche s'ouvrir dans la vessie et Gooding aurait observé une femme mariée chez laquelle la menstruation et la copulation s'effectuaient par l'urètre.

Dans l'observation de Segond que nous reproduisons en partie ci-après, l'urètre, amplifié dans toute son étendue sous l'influence du coït, avait, à l'insu de la malade, suppléé pendant plus d'un an à l'absence complète du vagin :

Observation II

Segond. — *Bulletin de la Société de chirurgie 1895.*

Il s'agit d'une jeune femme de 26 ans, qui s'est adressée à moi en novembre 1893, avec un récit dont voici les détails les plus saillants. Elle n'a jamais eu ni ses règles, ni le moindre trouble relevant de cette absence. Mariée depuis le 23 mars 1892, le coït s'est montré tout d'abord absolument irréalisable. Après six mois de tentatives infructueuses, Mme X... s'est décidée à voir un médecin. Celui-ci aurait incisé une bride (?) puis conseillé d'achever la guérison en dilatant la région avec un petit spéculum Ricord. Ce dernier conseil n'a jamais pu être suivi ; mais après la petite incision en question, le coït est devenu possible. De ce côté, tout était donc pour le mieux et c'était uniquement parce que Mme X... désespérait d'avoir jamais un enfant qu'elle venait me consulter.

Ainsi renseigné, je commençai par toucher sans regarder. Cette première exploration me démontra aussitôt que le coït se faisait dans l'urètre. Car une pression très légère de mon index le conduisit incontinent dans la vessie, jusqu'à la garde, sans éveiller de douleur.

Passant alors à l'examen visuel, je constatai ce qui suit : extérieurement, rien d'anormal ; poils abondants sur le mont de Vénus, et bonne conformation des grandes lèvres. Clitoris en place et bien développé. Au dessous de lui, un méat se présentant sous la forme d'une fente verticale, à bords frangés et très épais. Petites lèvres peu développées se perdant insensiblement sur le périnée, sans rien qui rappelle la fourchette. Enfin, au-dessous du méat et entre les petites lèvres, simple surface lisse, très peu étendue et peu dépressible.

Bref, il s'agissait d'un cas d'absence complète du vagin, et tout ce qui s'était passé depuis le mariage devenait très clair. Pendant les premiers mois du mariage, le mari avait vainement tenté de déprimer la surface lisse tendue d'une petite lèvre à l'autre, puis, dans la suite, secondé ou non par la petite incision dont j'ai parlé, et sans se douter que c'était l'urètre qui avait cédé à ses efforts, il avait pu croire que son but était atteint.

Du côté des trompes et des ovaires les malformations concomittantes ont moins d'importance. Les trompes ne les traduisent bien d'ailleurs que dans les cas d'hématosolpynx, et les ovaires dont l'origine embryonnaire est différente de celle de l'utérus peuvent n'être nullement influencés par les malformations utéro-vaginales. Pourtant on a noté leur absence, leur hypertrophie et leur développement rudimentaire. Il semble, d'après Delagénière, que l'anomalie ovarienne réside moins dans la forme et le volume que dans la mobilité du siège de l'organe.

En résumé l'absence du vagin peut être complète ou partielle. Si elle est complète, elle peut co-exister avec l'absence des organes génitaux internes ou avec la présence d'un utérus et d'ovaires rudimentaires et souvent même normaux. Si un segment seulement du vagin fait défaut, c'est le plus souvent le segment supérieur ; il n'existe alors qu'un cul-de-sac peu profond rétro-vulvaire.

DEUXIÈME PARTIE

INDICATIONS OPÉRATOIRES

Dans les pages précédentes, nous avons sommairement indiqué les diverses variétés de malformations congénitales du vagin, sans tenir compte des troubles physiologiques qui peuvent en être la conséquence. Il nous reste donc à exposer les modifications qui surviennent dans le fonctionnement des organes ainsi frappés et à tirer les indications opératoires de l'état de perméabilité des voies génitales.

Il est facile de concevoir que l'absence du conduit vaginal, entraîne l'impossibilité de la menstruation et de la copulation.

Comme la menstruation est subordonnée à l'existence d'un ou des deux ovaires, dans les cas où l'anomalie génitale atteint dans son fonctionnement l'ensemble de l'appareil vagino-utéro ovarien, les indications opératoires pour établir une voie inutile d'évacuation n'ont pas besoin d'être posées.

Il n'en est pas de même pour la copulation dont l'accomplissement peut devenir, dans certains cas, une nécessité absolue. Malgré l'absence de molimen menstruel et de troubles douloureux du côté des organes génitaux profonds, la création d'un vagin artificiel uniquement destiné au coït s'impose au chirurgien sollicité.

Ces deux principales indications opératoires feront l'objet des deux paragraphes suivants : le premier envisageant l'intervention quand l'existence du vagin coïncide avec l'existence et le fonctionnement des organes génitaux internes ; le second envisageant cette même intervention quand l'absence du vagin coïncide avec l'absence des organes génitaux internes.

A. — L'absence du vagin coïncide avec l'existence des organes génitaux internes

La fonction menstruelle étant un des actes de la vie physiologique qui se manifeste le plus tardivement, la malformation congénitale du vagin reste ignorée jusqu'à la puberté. Et à l'époque habituelle où cette fonction s'établit, les troubles de l'ovulation peuvent être si peu marqués que l'anomalie est ignorée. Ce n'est que plus tard, au moment des premiers rapprochements sexuels, que l'anomalie génitale, soumise à l'examen du chirurgien, explique la rétention ou l'absence des règles.

1° *Il n'y a pas de poche de rétention par accumulation du sang menstruel dans le système génital.* — On peut observer tous les degrés dans la manifestation des troubles morbides dus à l'absence complète ou partielle du vagin. Le plus souvent, la malformation congénitale retentissant plus ou moins sur le fonctionnement utéro-ovarien, les règles n'existent pas et n'ont jamais existé, mais les malades éprouvent des phénomènes douloureux qui semblent coïncider, par leur apparition régulière, avec une ovulation avortée.

Des symptômes généraux accompagnent habituellement cet état de souffrance de l'appareil génital interne. Et alors, aux douleurs lombaires et abdominales s'ajoute un malaise particulier, accompagné de vomissements, de céphalalgie, d'agitation. Cet état peut durer plusieurs jours, et il n'est pas rare de voir survenir des hémorragies supplémentaires, sous forme d'épistaxie et de méloena. Boursier a même signalé de véritables crises nerveuses ayant une grande analogie avec des attaques d'hystérie.

Il semblerait, à en juger par ces troubles morbides, que la fonction menstruelle, bien établie dans l'appareil utéro-ovarien, est seulement entravée dans son cheminement vaginal. Pourtant, à l'examen, on ne trouve aucune trace de rétention. On constate l'absence complète ou partielle du vagin, l'atrophie de l'utérus, quelquefois un point douloureux du côté des ovaires, mais il n'y a pas de poche sanguine, même de petite dimension. La menstruation, dans ces cas-là, se traduit, avec plus d'intensité, par tous les phénomènes subjectifs qui l'accompagnent d'ordinaire, et, en réalité, elle fait totalement défaut.

Quelle que soit l'explication qu'on a donnée à ces faits, il est certain que l'ovaire joue le plus grand rôle. Certains auteurs ont affirmé que lorsque l'utérus n'existe pas, ou se trouve à l'état rudimentaire, les règles sont absentes et aucune manifestation morbide ne vient troubler le silence anormal de l'appareil utéro-ovarien. Des observations indiscutables montrent pourtant que la présence des ovaires suffit seule à provoquer les phénomènes douloureux d'une ovulation qui s'accomplit mal et incomplètement.

Ces phénomènes peuvent acquérir quelquefois une telle intensité qu'ils constituent une indication thérapeutique absolue. Et deux indications se posent entre lesquelles le chirurgien peut hésiter : ou bien supprimer les ovaires par l'ovariotomie, ou bien créer une voie d'excrétion au flux menstruel.

L'opinion générale, se basant sur quelques récidives survenues même après la suppression des ovaires, semble donner la préférence à la création ou à la restauration du vagin.

Observation III

Bulletin Médical 1892. — Absence congénitale du Vagin et des annexes gauches. — Castration.

Anna D..., 20 ans, ayant tous les caractères physiques de la femme la mieux développée, se plaint de n'avoir jamais été réglée : elle n'a jamais eu d'hémorragies supplémentaires, mais, tous les mois, elle éprouve de violentes douleurs dans tout le ventre durant 5 à 8 jours, et s'accompagnant de phénomènes nerveux très marqués, céphalalgie, toux rauque, attaque de nerfs, rarement de vomissements.

A l'examen, on trouve une vulve et un appareil clitoridien très peu développés. Il n'y a pas trace de vagin.

L'orifice vaginal est remplacé par un urètre allongé, en fente verticale de 2 cent. 1/2, circonscrit par un hymen en collerette complet. Le toucher vésical est facile.

Le toucher rectal et le palper bimanuel pratiqués avec soin, ainsi que le cathéter vésical, montrent qu'il n'y a pas trace de vagin. On ne rencontre non plus aucun vestige d'utérus, mais les annexes droites sont très facilement accessibles et semblent normales. A gauche, on ne trouve qu'une bride horizontale sans caractères bien nets.

Le 6 juin 1892, *Castration ovarienne.* La laparatomie démontra la présence d'un ovaire et d'une trompe normaux à droite, et permit de constater l'absence totale des annexes gauches. En même temps, nous trouvâmes un utérus très rudimentaire, réduit à la moitié d'un corps atrophié et sans col. Cet utérus, entraîné par les annexes droites, était caché derrière la branche droite du pubis. La malade guérit très vite. Mais, dans les mois qui suivirent l'opération, les crises dysménorrhéïques reparurent avec tous leurs caractères primitifs.

2° *Il y a rétention du sang menstruel ; hématocolpos, hématométrie, hématosolpynx.* — Les conséquences de l'occlusion vaginale atteignent leur suprême degré quand, malgré cette anomalie, l'appareil utéro-ovarien n'est pas entravé dans son rôle physiologique. Ce n'est qu'au moment de la puberté que ces conséquences vont apparaître. Le sang menstruel, ne trouvant pas d'issue pour s'écouler au dehors, va s'accumuler périodiquement soit dans la portion vaginale qui subsiste, soit dans l'utérus, soit dans les trompes. On dit alors qu'il y a, suivant le cas, *hématocolpos, hématométrie* ou *hématosolpynx*. Ce sont trois stades successifs, lentement franchis, dont le premier a pu commencer longtemps avant l'apparition des phénomènes menaçants qui coïncident avec le deuxième et le troisième. Bernutz décrit ainsi les premiers troubles de la rétention :

« Les premiers accidents de l'aménorrhée par atrésie, très » insidieux au début, consistent dans un sentiment de malaise » général, une sensation de gêne et de pesanteur pelviennes, » qui semblent indiquer la venue prochaine des règles, que » tout annonçait et qui cependant ne se produisent pas. Au » bout de quelques jours, le malaise disparait, la sensation » de pesanteur diminue, mais sans cesser complètement, et » pour revenir plus marquée, avec un nouveau malaise géné- » ral, soit le mois suivant, soit deux à trois mois après, à » une époque correspondante à celle de la première manifes- » tation. Soit alors, soit à une époque subséquente, la pesan- » teur pelvienne s'accompagne de douleurs intermittentes » qui, de la région lombaire, se portent vers le pubis ou le » rectum et offrent les caractères des premières douleurs de » l'accouchement.

» Ces coliques utérines, auxquelles se joignent souvent des » ténesmes, après la défécation ou la miction, et des four- » millements des cuisses, persistent pendant quelques jours, » conservant la même intensité, puis diminuent, pour ne plus

» laisser après elles qu'une pesanteur hypogastrique, aug-
» mentant par les fatigues, la marche, etc. ; pesanteur hypo-
» gastrique qui devient de plus en plus marquée à mesure
» que les accès se multiplient.

» Un nouveau stade de calme, mais très incomplet, succède
» à une époque mensuellement correspondante aux premiers
» accès, un nouvel orage de douleurs plus violentes, mais
» d'une durée à peu près semblable, pendant lequel les malades
» sont alors en proie à un état d'anxiété ou d'impatience,
» parfois à des palpitations violentes ou à des syncopes, à des
» convulsions épileptiformes, à des frissons irréguliers ou à
» une sorte de fièvre nerveuse, mais qui est bien différente du
» mouvement fébrile, qui se produira à une époque plus éloi-
» gnée. »

A ces signes subjectifs, il est facile, à l'examen, de joindre l'élément pathologique qui les explique. On constate, en effet, l'existence d'une tumeur rénittente, plus ou moins volumineuse, donnant à peu près la sensation d'un utérus gravide. La palpation hypogastrique et le toucher rectal combinés peuvent donner des indications précises sur sa situation et sa consistance. On la délimite assez bien, et la fluctuation est facilement perçue.

Cette tumeur liquide est le résultat de l'accumulation du molimen menstruel. Elle est susceptible d'atteindre de très grandes proportions et l'on conçoit tout le danger de son développement incessant.

Outre les phénomènes de compression sur la vessie et le rectum avec lesquels elle est en contact direct, la poche sanguine, distendue à l'excès, peut se rompre et amener, par cette inondation péritonéale de redoutables accidents. « Dans
» tous les cas d'hématométrie et dans beaucoup de cas d'hé-
» matolcopos, dit Pozzi, les trompes se dilatent en hémato-

» salpynx. Le sang qui s'y accumule ne vient pas par regor-
» gement de l'utérus, et ce qui le prouve bien, c'est qu'il peut
» ne pas y avoir de communication entre la collection utérine
» et la collection tubaire, ou même que celle-ci peut exister en
» l'absence de celle-là. On ne saurait se refuser à admettre
» que le sang de l'hématosalpynx a été versé sur place par
» l'exhalation de la muqueuse des trompes qui coïncide avec
» celle de l'utérus, pendant la menstruation. Le peu d'épais-
» seur de la paroi des oviductes fait qu'ils se distendent lors-
» que la pression est augmentée dans l'intérieur du canal
» génital par l'occlusion de la partie inférieure du vagin,
» tandis que l'épaisse tunique musculaire de l'utérus résiste
» longtemps. »

Les tumeurs tubaires, bosselées, contournées, peuvent acquérir un énorme volume. Parfois une petite quantité de sang parvient à filtrer à travers l'orifice abdominal fermé, et alors de petites poussées de péri-métro-salpinyte (pelvipéritonite) se manifestent. Si le sang s'épanche dans l'abdomen en grande abondance, il ne peut plus être résorté et constitue une hématocèle pelvienne qui peut, elle même, s'accompagner de péritonite généralisée.

La collection sanguine n'est pas seulement grave parce que, par accroissement progressif de la quantité de sang dans une poche à distension limitée, elle aboutit fatalement à la rupture.

On sait que le sang est un des meilleurs bouillons de culture qui soient pour les agents infectieux. Cette poche sanguine, malgré qu'elle soit souvent close hermétiquement, est dans une situation périlleuse au point de vue des inoculations de voisinage : placée entre la vessie et le rectum, elle est recouverte par l'intestin grêle. Par les lymphatiques ou les capillaires artériels, ou par les néo-vaisseaux développés sur des adhérences épiploïques ou péritonéales, des microbes peuvent être apportés dans le kyste, jusque là aseptique et transformer la poche sanguine en un redoutable abcès pelvien.

Ce mécanisme d'infection par le système circulatoire et lymphatique n'est pas théorique. Reymond a montré que des cystites se produisaient quelquefois chez des femme n'ayant jamais été sondées et atteintes de salpingites ; des trompes infectées, les lymphatiques ont servi d'intermédiaires pour charrier les streptocoques ou les staphylocoques dans le chorion de la muqueuse vésicale. Il est permis d'admettre que l'inverse est possible, et surtout que l'intestin adhérent au kyste est l'origine de l'infection.

On peut donc conclure que dans les cas de rétention menstruelle, il y a indication à intervenir et à intervenir sans retard : on supprime ainsi les troubles fonctionnels et on prévient des complications graves, quelquefois mortelles, telles que la rupture ou l'infection du kyste sanguin.

Avant la période antiseptique, ces interventions n'étaient que timidement tentées. La crainte du péritoine conseillait des manœuvres moins audacieuses qu'aujourd'hui et l'on se contentait de moyens palliatifs.

C'est ainsi que Scanzoni, Baker-Brown pratiquaient, dans ce cas-là, des ponctions par le rectum ou par la vessie, ou créaient une issue par l'incision parasacrée ou pararectale.

B. — L'absence du vagin coïncide avec l'absence des organes génitaux internes

Ici, ce ne sont plus des raisons d'ordre pathologique qui interviennent dans la sollicitation des sujets affligés d'oblitération vaginale non compliquée de troubles utéro-ovariens.

La vie sexuelle des organes génitaux internes est complètement absente. L'utérus est atrophié, les annexes restent silencieuses ; leur rôle physiologique est à jamais aboli. Il ne peut donc pas y avoir rétention menstruelle, et l'intervention opératoire, si elle se pose, n'est basée que sur des considérations d'ordre intime ou social.

L'absence complète ou partielle du vagin, coïncidant avec l'absence des organes génitaux internes, est parfaitement compatible avec la vie et la santé.

Bien que les règles fassent défaut et que, de ce fait, l'attention puisse être appelée du côté des organes génitaux, l'anomalie congénitale reste ignorée, chez beaucoup de femmes, jusqu'au moment des premiers rapports sexuels.

Pendant longtemps, on a discuté, dans ces cas-là, l'opportunité d'une opération. Était-il prudent d'exposer une femme aux dangers d'une intervention sanglante, dans le seul but de lui assurer l'accomplissement du coït, et cela, avec la certitude d'une stérilité sans rémission ?

Nombre d'auteurs conseillaient l'abstention et l'appuyaient de considérations religieuses et morales.

D'autres refusaient également d'intervenir en alléguant le résultat douteux de l'opération (Schrader, Hegar, Hattenbach, Lawson-Tait). D'autres, enfin, invoquant des suites opératoires malheureuses, mais convaincus de la nécessité d'assurer un acte physiologique important, hésitaient par un excès de prudence.

Les arguments d'ordre moral et religieux, ainsi que l'impuissance au point de vue médico-légal, sont un des côtés intéressants de la question bien étudié dans la thèse de Baudry, (Thèse de Bordeaux 1894).

Nous reproduisons ici, sur les rapports sexuels stériles, l'opinion d'un philosophe, *Tissot* (Mariage et Divorce), et l'opinion d'un chirurgien, *Lefort* (Thèse d'agrégation), qui, l'un des premiers, s'est occupé des vices de conformation de l'appareil utéro-vaginal.

« Il s'agit de savoir, dit *Tissot*, si la cohabitation dans le
» mariage sans autre but que la satisfaction des sens est per-
» mise. Si la solution est négative, il faut condamner le com-
» merce conjugal pendant la grossesse, après l'âge de retour,
» et avec une femme stérile. Ce qu'on ne fait point. Si la
» solution est affirmative, comment la concilier avec le devoir
» du respect de la dignité humaine? Ce genre de relations dés-
» honore l'homme suivant les uns et se trouve ainsi condamné
» absolument. Suivant les autres, c'est tout à la fois l'expres-
» sion de la tendresse et l'usage raisonné, prudent, d'un ins-
» tinct qui a ses exigences et ses lois, mais qui dans l'homme
» doit être subordonné à une plus haute faculté. Les premiers
» ont contre eux la pratique universelle, leur propre décision
» dans des cas tout à fait analogues.

» Les autres semblent être condamnés par la raison lors-
» qu'elle n'envisage les faits qu'au point de vue des fins pure-
» ment animales de la nature humaine. Pour que ceux-ci
» trouvent grâce au tribunal de la raison, il faut partir d'un
» point de vue plus large, de l'ensemble des fins du mariage
» et non d'une seule. Dans cet ensemble se trouve aussi la
» preuve d'une mutuelle tendresse, où l'on cherche plutôt le
» bonheur de son conjoint que le sien propre, où l'on cherche
» le sien dans celui d'autrui. A ce point de vue, la cohabita-
» tion, volontairement inefficace, ne déshonore point l'homme;
» elle est si peu animale, si pure, que l'homme, au contraire,
» en est seul capable. On trouverait jusque dans des lois phy-
» siologiques qui président à cette fonction chez l'homme et
» chez un grand nombre d'animaux, chez tous, peut-être,
» qu'ici le suprême ordonnateur des choses a voulu laisser
» à l'homme une liberté dont il a voulu priver les brutes. »

Lefort traduit la même opinion, sous une forme différente, en se basant non plus sur des considérations psychologiques, mais en se plaçant comme chirurgien, sur le changeant terrain des nécessités sociales :

« Les opérations faites uniquement pour permettre le coït » sont sans doute ce qu'on appelle des opérations de complai- » sance ; mais il est des circonstances où une opération de » complaisance est presque une opération de nécessité. Nous » connaissons des cas où le chirurgien a dû se rendre aux » désirs de la malade qui, tout en sachant bien ne pas pouvoir » devenir mère, voulait au moins rester épouse, ce qu'elle n'avait » pu encore devenir dans l'acception matérielle du mot.

» Nous connaissons même un cas où un chirurgien des plus » expérimentés a dû, pour céder aux prières et aux larmes » de sa malade, créer un vagin artificiel, en ouvrant le canal » de l'urètre jusqu'au col vésical exclusivement, de telle sor- » te que ce vagin n'avait pour aboutissant que la vessie.

» Il n'y a pas ici de règle à poser. C'est dans chaque cas » particulier une question de circonstance que le chirurgien » doit juger dans sa conscience. »

Il reste parfaitement établi aujourd'hui qu'en raison de la bénignité de l'opération, le chirurgien est toujours autorisé à intervenir pour créer ou restaurer un vagin, uniquement destiné à la copulation.

Pour une femme mariée, c'est une satisfaction absolument légitime que le chirurgien *doit* accorder avec d'autant plus d'empressement que le législateur dans la loi du 27 juillet 1884 n'a point fait de l'impuissance et de la stérilité une cause de divorce et de nullité de mariage.

TROISIÈME PARTIE

MÉTHODES ANCIENNES DE RESTAURATION OU DE CRÉATION DU VAGIN

Il pourrait sembler facile, tout d'abord, de reconstituer un vagin rudimentaire, ou de le créer de toutes pièces quand il fait totalement défaut.

Pourtant, les résultats incertains, signalés partout dans les auteurs, montrent combien le manuel opératoire fut encore, jusqu'en ces derniers temps, susceptible d'être perfectionné.

Le nombre des diverses méthodes préconisées témoigne de l'insuffisance de chacune d'elles et prouve qu'on était loin d'avoir trouvé le procédé-type, réalisant toutes les conditions du succès.

Nous passerons en revue, très sommairement, dans cette troisième partie, les modes opératoires qui furent le plus employés, et nous rendrons plus intéressant cet exposé rapide en le complétant par des exemples cliniques.

On peut compter six méthodes d'intervention, destinées à créer un vagin chirurgical ;

1° L'incision ;

2° Le refoulement ;

3° L'incision et le décollement combinés ;

4° La destruction par les caustiques (chimiques ou physiques) des tissus intervésico-rectaux ;

5° L'autoplastie ;

6° L'hétéroplastie.

I. — *L'Incision.*

L'incision est le procédé le plus ancien. Bien qu'il soit très simple et permette toute la lenteur des précautions, il compte de nombreux insuccès.

On introduit et on fait maintenir une sonde conductrice dans la vessie ; puis, le chirurgien, l'index gauche dans le rectum, incise à petits coups de bistouri, sur une ligne transversale, la région vulvaire correspondant à l'entrée du vagin.

Il s'agit d'aller prudemment dans la profondeur des tissus jusqu'à la poche sanguine et l'évacuer, ou, s'il n'y a pas rétention menstruelle, créer simplement un infundibulum de sept à huit centimètres.

Le résultat est presque toujours nul. Le rétrécissement suit de près l'incision et l'oblitération se reforme. Ces récidives se sont produites entre les mains de Haen, de Macferlane, Maisonneuve.

II. — *Refoulement.*

Le refoulement est le procédé imaginé par Amussat. Il consistait à placer une sonde rigide sur l'orifice vaginal présumé et à appuyer fortement sur les tissus comme pour les refouler. Cette méthode nécessitait de nombreuses et laborieuses séances ; le refoulement ne devait se faire que très lentement.

Après avoir été longtemps préconisé, le procédé d'Amussat est tombé en désuétude.

III. — *Incision et décollement.*

Cette méthode date de Dupuytren, qui l'a créée, en 1817. Depuis, nombre d'auteurs l'ont employée. Elle est, de nos jours encore, très en faveur.

Comme pour le procédé de l'incision, on introduit et on fait maintenir un cathéter dans la vessie, puis, un doigt dans le rectum, on incise transversalement l'entrée du vagin. Tandis que le bistouri pénètre doucement, à petits coups, dans la profondeur des tissus, il s'agit de refouler, de décoller, avec les doigts, les parois et le fond de l'incision. C'est une véritable perforation qui doit être prudemment conduite, en se tenant également éloigné de la vessie et du rectum. Il n'est pas toujours facile de dissocier ainsi ces tissus résistants. Les difficultés de pénétration et de dissection doivent mettre en garde contre la possibilité de créer une fistule vésico-rectale.

Cette méthode mixte, qui tient à la fois des deux précédentes, leur est supérieure pour deux raisons : d'abord, parce qu'elle est d'une très rapide exécution — une séance suffit — et qu'il n'y a aucune crainte d'hémorragie, la déchirure et l'élongation des vaisseaux recroquevillés faisant une hémostase naturelle.

Néanmoins, le résultat définitif est toujours défectueux : il faut lutter énergiquement contre la rétraction cicatricielle ; l'angle dièdre, formé par le fond du néo-vagin, tend invinciblement à se fermer, et les parois du conduit artificiel se fusionnent par leur surface cruentée, dépourvue de vernis épithélial protecteur.

Observation IV

(Polaillon. — Société de Chirurgie, 1887)

La nommée M. D..., couturière, âgée de 21 ans, entre le 10 mars à la Pitié. A l'âge de 15 ans, elle commença à souffrir dans le ventre. Les douleurs débutèrent tout à coup, prirent une grande intensité et durèrent peu de temps. Après trois mois de calme, nouvelles douleurs dans le bas-ventre et les reins ; puis, cessation après trois jours. Jusqu'à 18 ans, mêmes douleurs, se reproduisant à intervalles variables. Mais, à partir de cet âge, elles se régularisent, revenant au commencement de chaque mois, durant plusieurs jours. Parfois, une crise de diarrhée douloureuse. Dans ce cas, les souffrances étaient moins vives et duraient moins longtemps.

Quand M. Polaillon vit la malade, les douleurs menstruelles duraient une dizaine de jours. Elles cessaient pendant la nuit, reparaissaient dans le jour sous l'influence de la station debout et de la marche et rendaient tout travail impossible. Le ventre n'augmentait pas de volume pendant les douleurs.

Organes génitaux externes bien développés. Mais il n'y a point d'ouverture vulvaire. Si l'on déprime, avec l'extrémité du doigt la muqueuse qui tapisse l'espace compris entre le méat urinaire et la commissure postérieure des grandes lèvres, on est immédiatement arrêté par un plan très résistant.

En palpant le ventre, on sent, entre l'ombilic et le pubis, une tumeur mobile, lisse, arrondie, grosse comme une orange, douloureuse à une forte pression. Par le toucher rectal, on trouve, à une profondeur de 8-9 centimètres, l'extrémité inférieure de la tumeur abdominale. Celle-ci se termine en bas par une saillie dure, qui paraît être le col d'un utérus.

Une sonde étant introduite dans la vessie, on voit qu'elle n'est séparée du rectum que par une mince couche de tissu. Il n'y a entre rectum et vessie aucun vestige du conduit vaginal. Il n'y a même pas, comme on l'observe dans les cas analogues, un cul-de-sac supérieur du vagin, dans lequel le col de l'utérus viendrait s'aboucher et dans lequel le sang des règles s'accumulerait.

La tumeur abdominale représente l'utérus, dont l'orifice cervical est oblitéré et dont le corps est un peu distendu par le sang menstruel. La mobilité de cet utérus indique encore qu'il n'est pas retenu à sa partie inférieure par un cordon fibreux résistant, tenant lieu de vagin.

Du 5 au 15 mars, violentes crises de douleurs caractérisant la période menstruelle ; distension médiocre de l'utérus.

Il était indiqué de créer un vagin artificiel.

23 mars. — Première opération. — Chloroformisation.

« Avec le doigt, je déprime en cul-de-sac la muqueuse, au niveau du point où doit se trouver l'entrée vaginale ; puis, j'incise transversalement au fond de ce cul-de-sac. En agissant ainsi par la pression du doigt, je dédouble la paroi recto-vaginale. Une grosse sonde, introduite dans la vessie, m'indique à chaque instant où est la vessie. Le toucher rectal m'apprend en même temps si je ne me rapproche pas trop du rectum. A mesure que je pénètre plus profondément, j'aide l'action du doigt avec une spatule mousse. Je creuse ainsi un large canal qui a la longueur de l'index et qui arrive jusqu'au voisinage de l'utérus. Il est impossible de reconnaître le col de cet organe qui se déplace avec une grande facilité, comme un corps flottant dans l'abdomen. »

La plaie est irriguée avec une solution phéniquée et le trajet vaginal rempli avec des tampons de gaze iodoformée.

30 mars. — Les tampons sont enlevés. Le vagin artificiel admet un spéculum Cuzco ordinaire.

Cette exploration ne fait découvrir aucune saillie ressemblant à un col utérin. En pratiquant le toucher, on constate que le fond du vagin est encore à 3 centimètres de l'utérus. Nouveau remplissage du vagin avec de la gaze iodoformée.

8 avril. — Quelques petites douleurs dans le bas-ventre. Mais les douleurs qui apparaissaient dans les premiers jours du mois ne se font plus sentir.

12 avril. — Le conduit vaginal s'est notablement rétréci et l'introduction du spéculum est très douloureuse. Mais, en se rétrécissant, les parois du vagin artificiel sont devenues plus solides et plus épaisses. Les fonctions vésicales et rectales s'accomplissent bien.

15 avril. — Deuxième opération : chloroformisation.

« Je constate que le rétrécissement du vagin artificiel a surtout lieu à une distance de 2 à 3 cent. de la vulve. Dans ce point, le doigt rencontre une sorte d'anneau plus résistant en arrière qu'en avant, anneau qui est vraisemblablement formé par la perforation du releveur et de ses aponévroses. Au-dessus de ce rétrécissement annulaire, on trouve un cul-de-sac de 2 ou 3 cent. de profondeur. A ce moment, le vagin artificiel n'avait donc qu'une longueur totale de 5 à 6 centimètres.

« Mon premier soin fut d'élargir cet anneau en déchirant avec le doigt les tissus qui formaient son contour. Puis, une sonde étant introduite dans le vagin et un doigt dans le rectum, je me mis à cheminer vers l'utérus en décollant les tissus avec une spatule mousse.

Enfin, j'arrive jusqu'à l'utérus. Cet organe est si mobile et si profondément placé, que, pour explorer son segment inférieur, il faut le fixer et l'abaisser, en pressant fortement sur la région hypogastrique. Je reconnais un col sur lequel il m'est impossible de trouver un orifice. Je me résous à inciser l'utérus. Pour cela, je me sers de la lame en rondache d'un scarificateur du col.

Je dirige la lame avec le doigt jusqu'au contact de la paroi utérine et je l'incise à peu près dans le point où l'orifice devrait exister. Cette incision n'offrant pas une étendue suffisante, je l'agrandis avec un lithothome à deux lames que j'introduis fermé dans la cavité utérine et que je retire avec un écartement des lames réglé à 2 centimètres 1|2.

Au moment de l'inciser avec le scarificateur, une cuillerée à bouche d'un liquide noirâtre sans odeur, s'est écoulée par le vagin. Après agrandissement de l'incision avec le lithotome, nouvel écoulement d'un liquide semblable. La quantité totale de ce liquide peut être évaluée à un quart de verre.

L'utérus n'est plus distendu.

L'opération s'est terminée sans lésion de la vessie ni du rectum. Le péritoine qui est voisin de l'incision utérine ne semble pas avoir été intéressé. Le vagin artificiel est rempli de tampons iodoformés.

Le 17 avril, les tampons, n'offrant pas assez de résistance contre la rétraction cicatricielle, sont remplacés par cinq drains en caoutchouc rouge, gros comme le petit doigt, attachés les uns aux autres, de manière à former un faisceau cylindrique long de 10 centimètres. Tous les jours, injection antiseptique dans ces tubes sans les déplacer.

Le 21, le toucher et le palper combinés font constater que l'utérus est notablement revenu sur lui-même. Son bord supérieur offre 2 bosselures latérales séparées par une encoche. Au fond du vagin, on voit à l'aide du spéculum une surface rouge de bourgeons charnus.

Le 3 mai, les douleurs menstruelles ne se font pas sentir, l'utérus ne se tuméfie pas. Le liquide qui s'écoule par le vagin semble un peu plus abondant et plus coloré. Les époques suivantes sont caractérisées par des douleurs ou pesanteurs dans les reins et ténesme anal. Mais elles ne donnent lieu à aucun écoulement par la vulve et l'utérus n'est pas le siège d'une tuméfaction appréciable.

L'opérée a porté constamment, pendant 4 mois, le cylindre vaginal formé par des tubes en caoutchouc. Néanmoins, la rétraction cicatricielle a diminué le calibre et la longueur du néovagin. L'orifice vulvaire s'est constituée aux dépens de la muqueuse des parties génitales externes qui a été attirée en dedans, à mesure que les bourgeons charnus du conduit vaginal se cicatrisaient. L'établissement d'un orifice vulvaire bien bordé par la muqueuse a permis de remplacer les tubes de caoutchouc par un pessaire à air que l'on dilatait dans le vagin après son introduction.

Le 13 novembre 1886, M. D... quittait la Pitié. Elle avait un vagin permettant la copulation. Elle n'était pas réglée. Mais les douleurs excessives qui accompagnaient avant l'opération chaque menstruation avaient été remplacées par un malaise fort supportable.

Observation V

(Mollière. — *Lyon Médical* 1880)

Femme mariée, âgée de 22 ans. Depuis l'âge de 17 ans, elle ressentait tous les malaises qui accompagnent les règles ; mais jamais l'écoulement sanguin n'a eu lieu. Le coït a toujours été impossible.

Organes génitaux externes normaux. Pas trace d'orifice vaginal. L'examen montre qu'il s'agit d'une absence congénitale du vagin, avec rétention menstruelle.

5 mars. — Une incision transversale est pratiquée immédiatement au-dessous du méat, et allant de la racine d'une petite lèvre à l'autre. L'index gauche dans le rectum, une sonde dans la vessie, la dissection est poursuivie à petits coups de bistouri, à l'aide des ciseaux mousses et du doigt. Pendant ces manœuvres, des vaisseaux volumineux sont sectionnés ; l'hémorragie abondante qui en résulte est arrêtée au moyen de pinces hémostatiques. On arrive ainsi jusqu'au col dont on reconnait l'orifice.

Une mèche de charpie est introduite dans le vagin, qui a 8 centimètres de long et admet deux doigts. Le lendemain, subtitution à la mèche d'un tube de verre.

Le cinquième jour après l'opération, menstruation abondante sans douleurs.

Pendant deux mois, la malade, sortie de l'hôpital, néglige l'introduction quotidienne d'une sonde dans le vagin.

Quand on la revoit, le 25 juin, on trouve le nouveau vagin considérablement rétréci, paraissant recouvert d'une muqueuse de nouvelle formation. Dilatation au moyen d'éponges préparées.

Elle quitte l'hôpital le 20 août 1879, avec la recommandation de continuer à introduire chaque jour des corps dilatants. La guérison ne s'est pas démentie et la menstruation a toujours été normale depuis l'intervention.

Observation VI

(*in* thèse Dumitrescu)

La nommée M. G., âgée de 19 ans, entre le 24 mars 1893 à l'hôpital Laënnec.

Cette malade a eu deux sœurs mortes, l'une de fièvre typhoïde, à l'âge de 16 ans, l'autre, à la suite d'abcès multiples. Ces deux sœurs n'avaient jamais été réglées.

Vers l'âge de 17 ans, la malade, elle-même, a ressenti, pour la première fois, de vives douleurs dans les reins et le bas-ventre.

Ultérieurement, ces symptômes se sont reproduits tous les mois. Ces douleurs, qui duraient trois ou quatre jours environ, s'accompagnaient de vomissements verdâtres assez abondants.

C'est à dix-huit ans, c'est-à-dire un an plus tard, que la malade a commencé à ressentir, en même temps que les autres symptômes, de vives douleurs dans la jambe gauche. Ces douleurs spontanées, augmentant par les mouvements, se sont reproduites tous les mois, accompagnant toujours les douleurs lombaires et les douleurs abdominales qui, dès lors, ont pris dans la fosse iliaque droite une intensité toute particulière.

24 mars. — La malade entre pour la première fois à l'hôpital et en sort le 27 avril.

Dans ce laps de temps, une crise s'étant produite, et, comme un point particulièrement douloureux existait vers l'épine iliaque antérieure et supérieure droite, incision jusqu'à cette épine. On ne trouva pas de pus (opération le 23 mars).

16 mai. — La malade entre pour la seconde fois à l'hôpital et en sort le 6 juin. Toujours mêmes symptômes.

Elle revient une troisième fois, le 31 juillet. On apprend alors qu'elle n'était pas réglée. L'examen au spéculum montre une vulve régulièrement conformée, mais un hymen imperforé.

22 juillet. — Incision de l'hymen. On constate alors une absence totale du vagin. Décollement assez laborieux du tissu cellulaire entre la vessie et le rectum. La nouvelle cavité est comblée avec de la gaze iodoformée.

Bientôt les tissus se réunissent et une nouvelle intervention est jugée nécessaire. Le décollement des parois est poussé alors beaucoup plus loin, et on arrive sur une masse dure qu'on reconnaît être l'utérus.

Dans le vagin ainsi formé, on place à demeure un drain très gros.

Bientôt celui-ci tombe, et la cavité tend à se refermer. Depuis ce moment, on dilate tous les jours la cavité vaginale avec le doigt ; mais la tendance au rétrécissement est très accusée.

Enfin les règles ne sont pas apparues et tous les mois elle présente les signes analogues à ceux qu'elle accusait à son entrée à l'hôpital.

Aussi, après avoir créé un vagin et maintenu ce vagin dilaté, M. Gérard Marchant a-t-il pensé qu'il y avait mieux à faire, puisque la malade continuait à souffrir au moment de ses époques. Il chercha si, dans le fond du vagin, il ne pourrait pas aboucher le col utérin. Toutes les manœuvres vaginales, en s'aidant de la palpation et du refoulement utérin par l'abdomen ou le rectum, étant restées infructueuses, il fit une laparatomie. Après avoir découvert l'utérus, il constata que cet utérus était rudimentaire et les ovaires minuscules, il repoussa l'utérus, saisi à pleine main par son fond, vers le vagin ; puis, avec une pince fixatrice, il saisit, à travers les tissus, la portion répondant au col utérin, et l'attira dans le cul-de-sac vaginal. Ne pouvant l'y fixer, il laissa la pince à demeure pendant quatre heures, après s'être assuré par un travail d'approche avec le doigt, que le col utérin était bien au fond du vagin.

Les suites opératoires ont été des plus simples. Cette malade n'a plus souffert, elle a eu ses règles ; une fois, M. Gérard Marchant a constaté l'écoulement sanguin ; il s'est réduit à une tache, ayant les dimensions d'une assiette et a duré un jour.

Depuis, la malade a eu, le 1er octobre, un suintement sanguin (vu par les surveillantes), 10 et 11 décembre, douleurs de ventre ; vomissements et apparition de taches sanguines, le premier jour peu appréciables, le second jour plus nettes, puisque la malade en compare les dimensions à celles de plusieurs pièces de 5 francs.

Dans l'intervalle des règles, elle ne souffre plus du ventre et n'a pas de pertes.

IV. — Méthode de vaginoplastie par les caustiques

L'idée de créer un infundibulum vaginal sans effusion de sang devait certainement venir à l'esprit de chirurgiens soucieux de ménager le moral des malades timorées. Quelques tentatives dans ce but furent faites, mais sans amener un résultat satisfaisant.

Les méthodes non sanglantes [sont aujourd'hui complètement abandonnées et nous ne les signalons qu'à titre de document historique.

Elles avaient pour but la destruction des tissus par la formation d'escarres successives sur la cloison recto-vaginale, où l'élément caustique était progressivement appliqué.

Parmi les substances caustiques chimiques, la pâte de Canquoin, en raison de sa malléabilité, était la plus employée. On l'introduisait soit sous forme de flèches soit sous forme de coins, et Richard, dans l'intervalle des cautérisations, taraudait avec le doigt le cul-de-sac obtenu par escarre et l'agrandissait peu à peu.

Plusieurs raisons ont fait abandonner ce procédé que peu de chirurgiens avaient employé ; la longueur du traitement, les douleurs vives qu'il provoquait, et surtout, la perforation possible de la vessie ou du rectum, sous l'influence de la diffusion du caustique. Si l'on n'a guère à craindre d'escarres par ce mécanisme, quand on place une flèche de caustique dans un organe où les tissus présentent une certaine épaisseur, comme le col utérin, il n'en est pas de même lorsqu'il s'agit de cheminer prudemment entre deux réservoirs comme la vessie et le rectum.

Parmi les caustiques physiques, l'électrolyse a été exclusivement appliquée.

Elle est susceptible des mêmes reproches que la pâte de Canquoin. Pourtant, entre les mains de Lefort, qui l'a préconisée (*Bulletin de l'Académie de médecine*, 1876, p. 789), elle a amené un réel succès. D'après ce chirurgien, « ce procédé consiste à introduire un cylindre de buis, terminé par un embout métallique, mis en rapport avec le pôle positif d'une batterie de petits éléments au sulfate de cuivre, le pôle négatif aboutissant à une plaque métallique entourée d'un linge mouillé sur l'abdomen ; le courant est très peu énergique, afin de ne pas provoquer de douleurs et de n'amener de petites escarres qu'au contact immédiat des rhéophores métalliques ».

Lefort traita sa malade en janvier 1874.

L'appareil fut mis en place chaque soir et conservé toute la nuit. Peu à peu, la tige fit son chemin dans la cloison vésico-rectale, et le 26 février, elle avait pénétré jusqu'au col utérin, car, pour la première fois, la malade eut, à l'époque menstruelle, un écoulement de sang par le vagin, écoulement peu abondant, se faisant jour difficilement encore. Mais, le mois suivant, le traitement, qui avait été continué, avait creusé un canal suffisamment large, les règles furent normales, sans douleurs et eurent lieu depuis avec la plus grande régularité. Le 1er juillet, le traitement fut repris pour donner au vagin une largeur suffisante.

Le 29 juillet l'examen au speculum permettait de constater la présence du col utérin, col petit et irrégulier, placé à 10 cent. de profondeur.

Un hystéromètre entrait à 5 cent. dans la cavité utérine.

V. — Procédés autoplastiques.

Aucune des méthodes précédentes ne réalise les conditions nécessaires à la création d'une cavité permanente et profonde, pas même d'un espace libre.

Il est une loi générale de physiologie que des chirurgiens ont méconnue : d'après cette loi chaque fois que deux surfaces cruentées ne sont pas tapissées d'épithélium, elles doivent forcément s'accoler et se fusionner. On sait la difficulté que l'on a souvent d'éviter la soudure de deux doigts après une brûlure ou un traumatisme qui a détruit l'épiderme interdigital ; on sait les difficultés de guérison opératoire des syndactylies.

La méthode antoplastique qui consiste, après avoir créé, par incision et refoulement, un vagin profond, à le tapisser soit de peau, soit de muqueuse, soit d'épithélium est un progrès notable sur les autres procédés.

C'est Heppner, en 1872, qui semble avoir le premier mis en œuvre cette méthode. Il fit à la peau une incision en H, tailla deux lambeaux antérieur et postérieur qu'il refoula d'avant en arrière et sutura au fond du canal néo-formé.

Cette vaginoplastie a été modifiée par les chirurgiens qui l'ont pratiquée.

Roux dédouble les petites lèvres et les étale dans le vagin. Delagénière taille deux lambeaux cutanés dans la région intervulvo-anale fessière, de 8 cent. de long sur 8 de large. Il les laisse adhérer sur le raphé périnéal, puis les invagine dans le nouveau canal en les faisant pivoter sur leur pédicule.

Picqué tapisse la paroi supérieure du vagin avec la muqueuse vestibulaire décollée qu'il fixe avec des points de suture au catgut : la paroi inférieure, de même est recouverte par la peau de la région intervulvo-anale, disséquée et fixée au fond de la dépression vulvaire par des catguts. C'est la méthode par glissement.

Küstner divise les petites lèvres, les dissèque et, après les avoir réunies en forme de sac devant la vulve, introduit cette sorte de fourreau dans le conduit vaginal.

Mais tous les chirurgiens ont observé chez leurs opérées la tendance à la rétropulsion des lambeaux cutanés invaginés par la rétraction progressive du fond du nouveau conduit.

Observation VII

Picqué. — *Annales de Gynécologie,* février 1890.

J. D..., âgée de 17 ans 1|2, entre le 9 juillet 1889 dans le service de M. Pozzi. Elle n'a jamais été réglée et n'a jamais éprouvé de malaise du côté du bas ventre ou des mamelles. A 16 ans, elle tenta, mais en vain, de pratiquer l'acte génital ; par contre le coït anal a été souvent exécuté. Un médecin l'ayant examinée, lui avait déclaré qu'elle avait une imperforation de l'hymen et lui fit sans aucun résultat un débridement.

Etat actuel. — Jeune fille très vigoureuse. Bassin large. Les organes génitaux externes et les petites lèvres ont leur conformation normale. En écartant ces dernières, on voit une dépression minime de 1|2 centimètre se terminant en cul-de-sac. Un examen approfondi démontre l'absence totale du vagin et l'accolement de la vessie et du rectum par une cloison cellulo-fibreuse. Par le rectum, on sent à 10 centimètres de profondeur et sur la ligne médiane, une petite masse arrondie de la grosseur d'une petite noisette et qui paraît être l'utérus rudimentaire : à droite et à gauche de cette masse, on sent deux cordons qui roulent sous le doigt et paraissent les trompes normales. Plus haut existent deux corps ovoïdes, les ovaires dont la pression provoque la douleur typique.

Opération le 22 juillet. — Chloroforme. Incision courbe à concavité supérieure au niveau de la fourchette. La muqueuse qui tapissait le cul-de-sac vulvaire est découverte ; c'est l'espace qui sépare la vessie du rectum. Avec grand ménagement, s'aidant des doigts et de la spatule, on chemine dans l'espace inter-vésico-rectal. Plus la dissection s'avance, plus elle devient difficile et l'aide du bistouri devient bientôt indispensable Après avoir décollé les deux feuillets de la cloison sur une longueur d'environ 6 centimètres, M. Picqué s'arrête, car le danger de la perforation des organes est extrême.

La muqueuse vestibulaire, qui avait été décollée au premier temps de l'opération, sert à tapisser la paroi supérieure du vagin artificiel où elle est fixée par des points de suture au catgut. Quant à la paroi inférieure, elle est tapissée par la peau de la région intervulvo-anale disséquée et portée par glissement jusqu'au fond de la dépression où elle est également maintenue par des catguts. Ainsi est créé un canal vaginal tapissé mi-partie par de la peau, mi-partie par de la muqueuse ; il admet aisément l'index sur une longueur de 6 centimètres.

Réunion par première intention.

Au bout de huit jours, la partie profonde du vagin commence à se rétracter ; il y a une sorte de bride cicatricielle qui tend à rétrécir le calibre vaginal. On fait une dilatation quotidienne avec les doigts et des tampons iodoformés. Grâce à ce traitement, la profondeur reste convenable. Quand la malade quitte l'hôpital, le 15 août, son canal vaginal est souple, long de 6 centimètres.

Note : La malade revient fin octobre : elle raconte que son vagin a diminué de profondeur et qu'elle a dû revenir à d'anciennes pratiques. L'examen démontre que le vagin n'a que peu diminué de profondeur, environ 1 centimètre ; ce n'est certes pas tant la diminution de profondeur que l'absence des conditions physiologiques du vagin normal qu'incrimine la malade.

Néanmoins, sur ses instances, M. Picqué se décide à détacher ses lambeaux, à les rapporter plus en arrière du côté de l'utérus. Il a cependant été impossible de faire plus que lors de la première opération, tant est intime l'adhésion de la vessie au rectum. La malade a toujours été placée dans les conditions primitives, c'est-à-dire qu'elle quitte de nouveau l'hôpital avec un vagin d'environ 6 centimètres de longueur.

Observation VIII

(Villar, de Bordeaux. — *Bulletin de la Société de chirurgie*, 1895)

Il s'agit d'une femme de 32 ans, qui ne présenta jamais aucun écoulement menstruel véritable. Elle dit avoir perdu, à l'âge de 16 ans, quelques gouttes de sang, mais ce renseignement, par suite de l'absence de vagin, ne peut avoir aucune valeur. Par contre, la malade présente des épistaxis périodiques. Elle n'eut jamais d'autres hémorragies supplémentaires. Elle se maria à dix-huit ans et demi ; mais l'impossibilité des rapports sexuels ne tarda pas à amener une séparation judiciaire.

Depuis l'âge de 23 ans elle éprouva, à chaque époque menstruelle, des tiraillements dans les seins et des douleurs du côté gauche du ventre. M. Villar vit, pour la première fois, la malade en 1892, et la fit entrer, le 15 novembre, dans le service du professeur Demons, qu'il suppléait.

État actuel. — Les organes génitaux externes sont bien conformés ; la fourchette est intacte, le périnée est bien constitué. L'orifice de l'urètre est rouge, très dilaté, admettant la pulpe du petit doigt. L'orifice vaginal fait défaut et la muqueuse qui tapisse la face interne des petites lèvres se continue directement d'un côté à l'autre. Tout au plus détermine-t-on un léger infundibnlum en déprisant avec le doigt la muqueuse qui recouvre l'orifice vulvaire.

Par le palper abdominal, il est impossible de reconnaître l'existence de l'utérus ou des annexes.

La vessie et le rectum sont accolés étroitement, ainsi qu'il résulte de l'examen par le toucher rectal, continué avec l'exploration de la vessie avec la sonde. Par le toucher rectal, on sent, assez loin de l'anus, quelque chose d'épais, qui est sans doute l'utérus atrophié.

La malade réclamant une intervention, M. Villar pratiqua, le 16 novembre, l'opération suivante : à la partie moyenne de la muqueuse recouvrant l'orifice vulvaire, il conduit une incision transversale, allant d'une petite lèvre à l'autre. Il dissèque les deux lambeaux muqueux ainsi constitués. Le décollement de la vessie et du rectum est alors possible. M. Villar pénètre ainsi jusqu'à une profondeur de 9 centimètres ; « à ce moment la cloison qui limite le fond du décollement me paraît si mince que je m'arrête. Je dois dire que derrière cette même cloison, je sentais quelque chose de résistant qui devait bien être l'utérus. » Mais M. Villar jugea qu'il n'y avait pas intérêt à aller plus loin. Il doubla alors, en partie du moins, les parois du canal vaginal avec les deux lambeaux muqueux et les sutura au catgut au fond du vagin le plus loin possible.

Le canal fut tamponné à la gaze iodoformée.

Les suites opératoires furent très simples.

Après avoir dilaté le nouveau vagin à l'aide des bougies rectales et essayé en vain d'appliquer un ballon en caoutchouc, M. Villar renvoya la malade, le 8 janvier 1893. Il lui fit construire un appareil spécial destiné à la réaction cicatricielle. Cet appareil se compose :

1° D'une ceinture en tissu élastique ;

2° D'un plancher périnéal en caoutchouc fixé à la ceinture par 4 tubes courroies.

A son centre se trouve fixé l'appareil dilatateur du vagin, qui se compose d'un cylindre en caoutchouc rouge à bout mousse de 7 centimètres de longueur et de 25 millim. de diamètre. Ce cylindre s'adapte dans l'étendue de 4 centimètres sur le cylindre métallique qui lui sert de soutien. Le tout est percé d'un canal central pouvant permettre le drainage de la cavité vaginale.

Cet appareil a été porté sans difficulté par la malade pendant 4 ou 5 mois.

Celle-ci a été revue le 13 janvier 1894, c'est-à-dire quatorze mois après l'opération. Son état est le suivant : le nouveau vagin est tapissé d'une muqueuse normale ; il a une longueur de 7 cent. 1/2 ; en déprimant un peu avec le doigt, il est assez large ou du moins dilatable, puisque M. Villar a pu facilement introduire un spéculum et l'ouvrir suffisamment.

La malade, d'ailleurs, n'a eu depuis aucun rapport sexuel. Elle ne peut donc nous renseigner sur les fonctions du nouveau conduit. Aux époques présumées de la menstruation, elle éprouve quelques légères douleurs dans le ventre.

Procédé de Snéguireff. — Parmi les procédés autoplastiques, on peut ranger le procédé de Snéguireff (de Moscou). C'est la création d'un vagin par la transplantation de l'anus et du rectum. Nous donnons ci-après une observation publiée par l'auteur du procédé :

Observation IX

Snéguireff. — *Archives de Tocologie*, 1892.

Femme âgée de 17 ans, mariée à 16 ans; jamais réglée, présentant de temps à autre des signes de molimen menstruel. Le coït ne put jamais être pratiqué. La femme se trouvait dans un état moral pitoyable ; elle était allée jusqu'à essayer de se transpercer la région vulvaire avec un poinçon.

Entrée le 20 octobre 1891. Bien constituée. Organes génitaux externes normaux. Le rectum est accolé à la vessie sur une longueur de trois pouces. Absence complète d'utérus et d'annexes.

Opération. — Premier temps le 16 octobre 1891. — La malade est couchée sur le côté droit. Les cuisses fléchies et attirées sur l'abdomen. L'incision de la peau et des tissus sous-jacents fut faite le long du bord de la partie inférieure du sacrum et le long du coccyx, jusqu'au bord postérieur de l'anus.

Résection du coccyx à travers cette incision. A l'aide du doigt on sépare le rectum du coccyx ; puis l'intestin est décollé des parties environnantes, entre autres de la vessie sur une étendue de trois pouces à partir de l'anus.

L'intestin, attiré avec les doigts dans la plaie, est sectionné entre deux ligatures ; l'ouverture supérieure du segment inférieur de l'intestin est fermée au moyen d'une suture continue, appliquée de façon que la muqueuse regardât partout en dedans. Ainsi fut formé le cul-de-sac ou la cupule du nouveau vagin. Le segment inférieur du rectum fut séparé de la vessie et des parties ambiantes, puis attiré en bas et suturé à l'endroit du coccyx réséqué. Il se trouvait ainsi entouré des fibres du releveur pouvant aider à l'action du troisième sphincter anal.

2me temps pratiqué 15 jours plus tard. Formation opératoire de la fente vulvaire, exécutée de la façon suivante :

La malade étant dans la position de la taille, avec le bistouri introduit dans l'orifice du ci-devant anus, Snéguireff pratique, à travers toute l'épaisseur de l'anneau anal, une incision qui se prolonge jusqu'au bord inférieur de l'urètre et réunit ensuite la muqueuse rectale aux parties avoisinantes, au moyen d'une suture continue. De cette façon, l'orifice circulaire de l'anus a été transformé en une fente longitudinale, entourée par les petites lèvres et présentant une ressemblance frappante avec l'orifice normal du vagin.

Malgré le résultat favorable consigné dans cette observation le procédé de Snéguireff n'est pas à conseiller.

Il expose à la mort par cellulite pelvienne pour une opération de complaisance. Si la guérison opératoire a lieu, la malade aura certainement de l'incontinence rectale. C'est donc substituer à une malformation compatible avec la vie normale une des infirmités les plus pénibles qui soient. Ce procédé est donc anti-chirurgical ; il est fort probable que M. Snéguireff luimême ne l'emploie plus depuis ses premiers essais.

Procédés par hétéroplastie. — Küstner a été l'un des premiers novateurs de cette méthode qui devait inspirer le procédé tout récent par les greffes de Thiersch. Il est parvenu à greffer sur les parois du vagin cruenté la muqueuse intestinale d'un homme auquel il venait de réséquer une anse intestinale perforée.

Mackenrodt, en 1896, a réussi à refaire un nouveau vagin en greffant des lambeaux de muqueuse vaginale empruntés à des femmes qu'il venait d'opérer pour un prolapsus génital.

Un temps bien long ne devait pas s'écouler sans amener le perfectionnement de l'hétéroplastie vaginale et l'on verra, en effet, dans les pages suivantes, la description du nouveau procédé qui semble appelé à donner les meilleurs résultats.

———

QUATRIEME PARTIE

VAGINOPLASTIE PAR LES GREFFES DE THIERSCH

De l'exposé des méthodes anciennes préconisées pour la création ou la réfection du vagin, il est facile de déduire les conditions que le meilleur procédé doit réaliser et qui sont les suivantes :

1° La création d'une cavité assez spacieuse et assez profonde, atteignant et découvrant librement le col utérin, s'il existe un utérus.

2° Le revêtement du nouveau vagin par un épithélium continu qui seul permet d'éviter le comblement de la néo-cavité par adhérence cicatricielle du fond vers la vulve, et assure la permanence de la cavité.

3° La dilatation progressive et prolongée indéfiniment du conduit artificiellement créé.

Jusqu'ici l'autoplastie cutanée était à peu près seule employée. Entre les mains de chirurgiens habiles, elle parut donner quelques succès qui la mirent au premier rang des procédés conseillés. Pourtant elle était loin de réaliser toutes les conditions désirées, et deux inconvénients sérieux qu'il était impossible de supprimer lui firent bientôt préférer une méthode mieux appropriée au but que l'on cherchait.

Tout d'abord elle déforme quelque peu la vulve et la couture de cicatrices indélébiles. En second lieu, les lambeaux cutanés adhèrent difficilement aux parois de la cavité creusée par refoulement de la cloison conjonctive urétro-vésico-rectale, et ce défaut d'adhérence amorce la rétraction cicatricielle et en active la marche.

L'idée de substituer les greffes de Thiersch aux lambeaux cutanés est une conception toute rationnelle et dont la mise en pratique, réalisée par une technique opératoire aussi simple que possible, devait répondre au résultat imaginé. La réfection du vagin par les greffes de Thiersch consiste, en effet, à transplanter des lambeaux dermo-épidermiques sur les parois cruentés du conduit néo-formé. Cette transplantation s'opère en introduisant dans la cavité vaginale un condom rigide recouvert de ces lambeaux, dont la face dermique, en contact avec les parois du conduit, ira tapisser toutes les parties avivées.

Sans avoir connaissance que cette idée avait été appliquée par un chirurgien américain, M. le professeur Forgue fit une vaginoplastie par les greffes de Thiersch, et voici l'observation qu'il a bien voulu nous communiquer :

Observation X

Forgue. — Recueillie par M. le docteur Abadie, chef de clinique chirurgicale

Marie C..., 20 ans. Entre le 18 juin 1901, salle J. L. Petit, dans mon service de l'hôpital Saint-Eloi.

Il y a trois ans, cette jeune femme était entrée à l'hôpital pour incontinence d'urine, dont l'origine était la suivante : Malgré l'absence de vagin, elle s'était mariée, et le coït, impossible durant les premiers temps, avait peu à peu dilaté l'urètre et s'était fait dans la vessie. Il en était résulté une incontinence complète des urines.

Je reconstituai l'urètre par incision et avivement; dans un second temps, je creusai un vagin artificiel par clivage de la cloison vésico-rectale, laissant au mari le soin de faire la dilatation.

L'incontinence d'urine disparut complètement, mais le vagin diminua peu à peu de profondeur, et, cette fois, la malade entre à l'hôpital pour une restauration vaginale.

Le 1er juillet 1901, opération ; rachicocaïnisation. J'agrandis par clivage aux ciseaux l'ancien vagin : j'arrive ainsi à creuser une cavité de douze centimètres de profondeur.

Je remplis de gaze aseptique un doigt de gant en caoutchouc de fort volume. Puis, ayant enlevé des bandes épidermiques de Thiersch à la face externe de la cuisse droite, je les étale longitudinalement sur le doigt de gant que j'enveloppe complètement d'épithélium, la face dermique en dehors. Les parois du vagin étant écartées à l'aide de deux larges valves, j'introduis le doigt de gant.

Les valves sont alors lentement retirées, et les parois de la cavité cruentée s'appliquent exactement sur le cylindre épithélial.

La malade est constipée avec 0.15 centigr. d'extrait d'opium.

1er pansement 4 jours après. Les greffes tiennent parfaitement. On enlève le doigt de gant,

Le 15 juillet. — Résultat excellent. Le vagin, profond de 12 centimètres et assez large pour admettre deux doigts est tapissé d'une muqueuse blanche et fine, parfaitement souple. On recommande à la malade de se dilater tous les jours le vagin.

Note. — La malade a été revue par M, le professeur Forgue le 7 novembre dernier. La vulve a son aspect normal ; le nouveau vagin a perdu de sa profondeur : il n'a plus que 9 centimètres, de longueur, mais il est extensible, ses parois sont lisses et souples. Il est probable que la malade, peu intelligente, a négligé la dilatation.

Nous faisons suivre l'observation de M. le professeur Forgue de celle de Robert Abbe, et l'on verra avec intérêt que les deux chirurgiens, inspirés de la même idée, ont imaginé un procédé opératoire absolument identique.

Observation XI

(*Medical Record*, 1898, 10 décembre, n° 24, p. 835)

Une jeune fille de vingt-et-un ans, à la veille de se marier, vint consulter, inquiète de ce qu'elle n'avait jamais eu de règles. Les organes génitaux externes paraissaient absolument normaux, mais le vagin n'existait pas ; le toucher rectal révéla l'absence totale de l'utérus et des ovaires.

Pour remédier à cette malformation, l'auteur procéda de la façon suivante. Après avoir préparé la malade par une diète sévère aidée de purgations répétées, il fit dans l'espace inter-labial une incision courbe à concavité supérieure ; puis, par une dissection mousse, il créa dans le tissu recto-vésical une cavité profonde de 8 centimètres et il la bourra provisoirement de gaze stérilisée pour arrêter l'exsudation sanguine. Un petit ballon de caoutchouc mince, de forme cylindrique, d'une longueur de 10 centimètres environ, d'un diamètre de 3 cetimètres, fut, après stérilisation, bourré de mèches de gaze iodoformée. Sur le ballon ainsi distendu on étala des lambeaux cutanés taillés dans la peau de la cuisse suivant la méthode de Thiersch ; on eut soin d'appliquer la surface épidermique sur la surface du ballon de façon à recouvrir entièrement ce dernier.

Avant de mettre en place le ballon, l'auteur introduisit dans le rectum un gros drain destiné à permettre l'évacuation des gaz durant la période de constipation nécessaire à la réussite de l'opération.

Il introduisit ensuite le ballon, entouré des greffes, dans la nouvelle cavité vaginale dont les parois furent maintenues en distension au moyen d'écarteurs qui, une fois retirés, laissèrent en contact les surfaces cimentées des greffes et de la cavité. Pour assurer la fixité du ballon, on en sutura l'extrémité externe aux parties latérales de la vulve.

Pendant la première semaine, on sonda la vessie trois fois par vingt-quatre heures ; la constipation fut maintenue pendant dix jours, sans inconvénient d'ailleurs. Il n'y eut pas la moindre réaction fébrile. Le dixième jour, on enleva les sutures qui fixaient en place le ballon, puis ce dernier fut ouvert, vidé et lavé : on vit alors à travers la mince paroi de caoutchouc que les greffes avaient parfaitement réussi, tapissant la cavité vaginale dans toute son étendue.

Il s'agissait maintenant de prévenir la rétraction des parois : dans ce but, on prescrivit à la malade le repos au lit, et on tamponna quotidiennement le vagin avec de la gaze enduite de lanoline. Au bout de quatre semaines, les parois parurent suffisamment résistantes, et on pratiqua une série de dilatations.

Dix semaines après l'opération, la malade se mariait. Depuis, elle a soin de se dilater tous les jours avec un appareil spécial, et les parois vaginales n'ont pas subi de rétraction.

De ces deux observations, on peut déduire la technique générale de la vaginoplastie par les greffes de Thiersch. Nous diviserons en cinq temps principaux la marche de l'opération, mais, avant de les énoncer, il nous paraît utile d'indiquer le procédé ordinaire d'autoplastie par les greffes de Thiersch. Nous reproduisons dans ses parties essentielles l'article de M. le professeur Forgue, paru dans la *Semaine Médicale* de 1899 :

La technique des greffes de Thiersch

..... Comme instruments et pièces de pansement, il faut préparer un rasoir d'histologiste, à large lame, à manche métallique si possible, une spatule large et coudée, qui peut être remplacée par une valve coudée d'hystérectomie, deux pinces fines à griffes, des ciseaux fins, une sonde cannelée, une curette pour l'avivement des surfaces, des gâteaux d'ouate ou des compresses de gaze en plusieurs épaisseurs, qu'on exprime après les avoir imbibées de solution de chlorure de sodium à 7 0/00 bouillie. On versera une certaine quantité de cette solution dans une petite cuvette flambée, et on désinfectera par bouillissage un morceau de silk protective qu'on découpera ensuite en lanières d'un travers de doigt de large.

Une condition essentielle à la réussite de l'opération est l'asepsie aussi parfaite que possible de la surface à greffer. Quand on veut couvrir une perte de substance saignante, telle qu'elle résulte de l'ablation opératoire d'un lambeau cutané, cette condition se trouve complètement réalisée ; aussi avons-nous obtenu un succès constant dans la transplantation de larges lambeaux dermo-épidermiques sur de pareilles surfaces cruentées.

Une surface granuleuse rouge, finement grenue, à bourgeons réguliers, tassés, sans exubérance, non hémorragiques, constitue un bon terrain pour la transplantation ; ces bourgeons, en effet, sont recouverts d'une mince couche d'éléments embryonnaires indifférents, prêts à recevoir l'impulsion que leur donnent les cellules de Malpighi, pour les épidermiser. Il est d'un bon pronostic que la cicatrice marginale s'avance vigoureusement, sous l'aspect d'un liséré blanc bleuté.

Les greffes sont prises généralement sur la face antérieure et externe de la cuisse : c'est la région qui se prête le plus commodément à la taille de larges lambeaux.

Le champ opératoire est savonné, brossé à l'alcool, lotionné au sublimé, essuyé fortement avec une compresse stérile.

Pour tailler des lambeaux larges, réguliers, de constante épaisseur, il importe que la peau soit bien tendue : tout le secret est là. Un aide placé à la racine du membre empaume sa face postérieure avec les deux mains aux doigts joints : la peau se tend en avant. Accentuez cette tension, égalisez-la, en appuyant sur le bas, vers la rotule, avec le bord cubital de la main gauche. De la main droite, appliquez à plat le rasoir sur la peau de la cuisse, en déprimant cette peau au devant du tranchant ; entamez-la franchement dans la moitié de son épaisseur environ et, suivant des yeux la marche du tranchant, maintenant la position constante de la lame, continuez l'entaille en descendant, dans la couche superficielle, par un rapide mouvement de va-et-vient en archet. Quand on en a l'habitude, la vitesse devient, en quelque sorte, une condition de la régularité et de l'uniformité des lambeaux ainsi obtenus. Si la greffe est bien taillée, un ruban ayant partout la même largeur, — un travers de pouce environ, — finement dentelé, non opaque, blanc rosé, se ramasse par plis réguliers sur la lame ; au fur et à mesure, la main gauche, qui tend la peau, se recule, pour maintenir une tension égale, devant la marche du rasoir ; on arrête le lambeau à la longueur convenable, en relevant d'un coup net le tranchant appuyé sur le pouce. On peut arriver à tailler des lanières, d'une belle régularité, de 15 à 25 centimètres.

Sur la surface ainsi rasée se produit un pointillé sanguin, correspondant à la section des pupilles, et indiquant que la taille s'est faite à la profondeur requise ; les lambeaux de Thiersch sont formés, en effet, de la couche épidermique et de la couche superficielle papillaire du derme.

Dans le service de Thiersch nous avons vu les aides se partager en deux équipes dont l'une préposée à la taille des lambeaux, et l'autre, chargée de leur mise en place ; c'est un moyen d'accélérer la besogne. Les lanières sont portées par glissement sur une large spatule coudée... La spatule chargée est approchée du bord de la plaie par son extrémité, et tenue rigoureusement parallèle à la surface à couvrir ; le placement des lanières va se faire suivant le grand axe de cette surface.

Fixez avec une sonde cannelée le bord du lambeau sur la marge même de la place, et, d'un mouvement régulier, éloignez la spatule en sens inverse : la laniere se déploie et s'applique. Avec le rasoir, la manœuvre est la même ; le passage se fait directement de la lame à la surface greffée... Placez ainsi côte à côte les bandelettes ; elles doivent déborder les marges de la plaie et être mutuellement tangentes — se recouvrir même par une mince lisière, nous disait Thiersch. — Cette imbrication exacte est un point capital. Les lambeaux courts, les « rognures » seront employés à combler les angles, à faire du remplissage. A mesure que les bandelettes sont juxtaposées, un aide les colle à la plaie sous la pression douce d'une compresse de gaze imbibée de solution chlorurée sodique, mais soigneusement exprimée. La surface se trouve ainsi recouverte de bandes imbriquées, d'un ton violacé, tangentes par des lignes d'un blanc rosé.

Le pansement doit être aseptique : il faut se méfier de l'action kératolytique de la plupart des agents désinfectants.

..... Si l'asepsie est parfaite, retardez le premier pansement jusqu'au huitième jour ; la formation des néo-capillaires — traits d'union et moyens de nutrition — ne se produisant, selon les recherches de Djatschinsko, que vers le quatrième jour, il convient de ne point s'exposer à rompre cette adhésion naissante. Thiersch a appelé notre attention sur l'importance de l'immobilité de la région greffée ; si vous voulez de fermes épidermisations, nous disait-il, comptez sur un bon mois de repos ; aux membres inférieurs surtout, l'échec et la fragilité de la cicatrice proviennent souvent de la précocité des mouvements.

..... Les transplants nécessitent, en général, une vingtaine de jours pour prendre et vivre ; sur les plaies fraiches, cette prise s'accélère. On reconnaitra, à leur couleur jaunâtre, les lambeaux flottants qui ne se greffent point ; les lanières viables sont rosées et adhérentes. Dès le quatrième jour, cette adhérence est capable de résister à une légère friction. Sous le protective, vous trouverez, aux premiers pansements, la couche cornée, sous forme de détritus blanchâtres, de minces lambeaux flottants, qui se détachent sous un jet très doux de solution chlorurée sodique stérile.

Si les greffes n'ont pas été exactement juxtaposées, ou pour mieux dire inbriquées, des espaces linéaires rougeâtres les séparent : ils correspondent à des granulations intercalaires qui retardent la réparation. Du reste, même dans une greffe parfaite, les lignes tangentes des transplants forment des traînées plus colorées, surtout apparentes dans les premiers jours ; car, à mesure que l'organisation se fait, elles pâlissent et s'effacent ; toutefois, la peau nouvelle montre pendant un certain temps les rayures qui lui correspondent et tranche sur le tégument voisin par sa coloration pâle et par son aspect vernissé. La sensibilité y met longtemps à apparaître. La résistance de ce nouveau tissu est variable ; il est solide sur les plaies fraîches ; il reste fragile après la greffe des vieilles brûlures, dans les régions exposées à des frottements ou à des contusions sur les jambes des variqueux ; mais dans tous les cas, c'est au terrain lui-même qu'il faut s'en prendre. »

Technique de la Vaginoplastie

Reportant la technique des greffes de Thiersch à l'opération qui se propose de créer un conduit vaginal permanent, à l'abri de toute possibilité de cicatrisation ou de fusionnement des parois, nous décrirons sommairement le procédé très simple et très ingénieux qui en résulte et tel qu'il a été conçu par les chirurgiens Abbe et Forgue.

Tout d'abord, il est nécessaire de préparer la malade, qui sera purgée, baignée, savonnée, etc.

Au moment de l'opération, après avoir vidé la vessie et le rectum, on fera l'asepsie minutieuse du champ opératoire (instruments, aides et chirurgiens chirurgicalement propres).

L'anesthésie doit être générale. Au gré du chirurgien, chloroformisation ou rachicocaïnisation. La malade est placée dans la position obstétricale, un cathéter dans la vessie.

1er TEMPS. — *Incision.* — Le chirurgien fait au bistouri, entre les petites lèvres écartées, une incision courbe, à concavité supérieure. La forme de l'incision est de peu d'importance, bien que l'incision curviligne facilite le décollement. Le bistouri ne doit pénétrer que très lentement et à une très faible profondeur.

2e TEMPS. — *Décollement.* — La diérèse continue à petits coups de bistouri, tandis que l'index de la main gauche, pénétrant dans l'incision, essaie de se frayer une voie en décollant les tissus sanglants. Au fur et à mesure que l'incision progresse, l'index refoule et décolle, tout en s'orientant dans sa marche ascendante pour se tenir également éloigné de la vessie et du rectum.

L'hémorragie est abondante, et le tamponnement doit être soigneusement dirigé.

Après un parcours de sept à huit centimètres, on ne tarde pas à découvrir le col de l'utérus si les organes génitaux profonds existent. Dans ce cas, le cathétérisme de l'utérus, l'évacuation du molimen menstruel, l'injection intra-utérine, sont autant d'indications urgentes qui font partie du deuxième temps.

Après avoir largement dilaté avec le doigt ce trajet artificiel au milieu des tissus décollés, il faut veiller à l'hémostase complète. Toute la surface cruentée doit être asséchée aseptiquement. Le cathéter est retiré de la vessie.

Ce deuxième temps pourrait être appelé le temps de l'avivement, puisqu'il prépare le terrain à l'ensemencement des greffes.

3me Temps. — *Taille des greffes de Thiersch.* — C'est un des temps délicats de l'opération. Nous ne décrirons pas ici en détail la technique des greffes de Thiersch. Nous avons reproduit plus haut l'article de M. le professeur Forgue ; nous n'avons donc pas à nous étendre longuement sur la façon de procéder.

Les lambeaux doivent être pris sur une région dépourvue de poils, et avoir comme dimensions 0,02 centimètres de largeur sur 0,05 à 0,06 de longueur. La longueur doit être calculée suivant le diamètre du ballon qui sera introduit dans le canal.

4me Temps. — *Application des greffes.* — C'est le temps important de l'opération. On a eu soin de choisir, au préalable, un ballon cylindrique en caoutchouc, un doigt de gant de fort volume ou un condom ordinaire, dont le calibre doit être, à peu près, la mesure du conduit vaginal restauré, c'est-à-dire 3 centimètres de largeur sur 10 ou 12 de longueur.

Après avoir aseptisé très soigneusement le moule vaginal, qui devient momentanément un appareil prothétique, on étend sur toute sa longueur les lambeaux dermo-épidermiques baignés dans une solution tiède de chlorure de sodium (sérum artificiel). Toute la surface du condom doit être recouverte de greffes qui doivent reposer sur leur face épidermique, présentant ainsi à nu leur face dermique.

Pour que cet enveloppement soit plus facile, il est évident

qu'on a eu soin de bourrer le ballon de gaze iodoformée et d'ouate pour le transformer en un tube à la fois rigide et souple.

Les lambeaux dermo-épidermiques ne doivent pas s'enchevêtrer sur le condom. Toutes les surfaces vides sont comblées par les greffes placées bout à bout et tangentiellement.

Une fois le ballon ainsi préparé, il ne reste plus qu'à l'introduire dans la cavité vaginale artificielle. Celle-ci est largement dilatée au moyen de valves. Le porte-greffes est poussé avec précaution jusqu'au fond du vagin, puis les valves sont retirées, laissant après elles toutes les parois cruentées du nouveau conduit s'appliquer étroitement sur la surface cruentée des lambeaux dermo-épidermiques.

5me Temps. — *Fixation du porte-greffes.* — Après l'introduction du condom et après que les valves sont retirées, il faut fixer le porte-greffes pour assurer pendant quelques jours l'immobilité complète des greffes et leur contact absolu avec les parois vaginales, Le condom ou le ballon peut être aisément maintenu au moyen de deux points de suture jetés sur son extrémité vulvaire et fixés soit sur les grandes lèvres, soit sur le tégument du pli de l'aine.

Un large pansement est appliqué sur la vulve, les jambes attachées et la malade transportée dans son lit, constipée pendant huit jours, doit rester dans le décubitus dorsal jusqu'après le premier pansement.

Quatre ou cinq jours après, on peut s'assurer que l'adhérence des lambeaux est complète. Le condom est retiré lentement, et le vagin néo-formé, ainsi tapissé dans toute son étendue de greffes de Thiersch très bien venues, n'attend plus qu'une dilatation progressive, pour maintenir sa béance et sa perméabilité.

Tel est, rapidement décrit, le procédé de réfection du vagin par les greffes de Thiersch. Le succès obtenu est-il définitif ? Il semble, avec cette méthode, qu'on puisse attendre les meilleurs résultats. Tout danger de rétention menstruelle est conjuré ; par suite, et après une dilatation bien conduite, la copulation, la fécondation et l'accouchement ne sont plus impossibles.

... Mais une condition est absolument nécessaire pour que ce vagin chirurgical garde sa profondeur et son calibre primitifs : c'est la dilatation, pratiquée régulièrement et pendant de longues années. Sans ce complément post-opératoire, le vagin perdra rapidement de ses dimensions, et ne remplira plus le but que le chirurgien s'est proposé en pratiquant l'intervention. Cette dilatation, qui doit être quotidienne, sera faite par la femme elle-même. avec des mandrins cylindriques en bois ou en métal, ou même simplement un spéculum du modèle Ricord, Cusco ou Collin, que la malade introduira elle-même et qu'elle gardera à demeure pendant une demi-heure ou une heure. C'est parce que beaucoup d'opérées ne se soumettent pas à cette dilatation, certainement assujettissante, que les résultats thérapeutiques des opérations les plus ingénieuses et les mieux conduites sont si peu satisfaisants. Et le cas de M. Forgue en est un exemple : malgré toutes les recommandations qu'on lui a faites, la malade a négligé la dilatation instrumentale. Quant à la malade de Robert Abbe, plus attentive et probablement plus désireuse de se livrer aux rapports conjugaux, « elle avait soin, quand son observation a été publiée, de se dilater tous les jours avec un appareil spécial, et les parois vaginales n'avaient pas subi de rétraction ». Le coït, même à intervalles rapprochés, n'est pas suffisant pour lutter efficacement contre la tendance des tissus à se rétracter. A tout prix, il faut des séances quotidiennes et suffisamment longues de dilatation progressive. La création d'un vagin artificiel est un exemple, assez fréquent en chirurgie, de ces interventions où l'acte opératoire est frappé d'insuccès, si on ne maintient pas le résultat immédiat par un traitement mécanique longtemps prolongé.

CONCLUSIONS

I. — L'autoplastie est la seule méthode vraiment chirurgicale dans la création d'un vagin artificiel.

II. — L'autoplastie par la méthode française ou indienne ne donne que des résultats temporaires : la rétraction cicatricielle entraîne peu à peu le comblement du nouveau vagin.

III. — La création d'un vagin par incision et refoulement de la cloison intervésico-rectale et l'application de greffes de Thiersch sur les parois de cette nouvelle cavité nous paraît être la méthode de choix (Abbe, Forgue).

IV. — La dilatation post-opératoire est une condition nécessaire pour que le vagin créé chirurgicalement conserve sa perméabilité et sa profondeur.

BIBLIOGRAPHIE

ABBE. — *Medical Record*, 1898, 10 décembre, n° 24, p. 835, analysé In *Presse Médicale*, 1898.

ALBERTIN. — *Province Médicale*, 1893, p. 160.

ALTMAN. — Contribution à l'étude de la rétention des règles par suite de l'oblitération congénitale du vagin et de son traitement. Thèse de Paris, 1894.

AZEMA. — *Annales de gynécologie*, mars 1893, p. 214.

BAUDRY. — De l'intervention chirurgicale dans les cas d'absence du vagin. Thèse de Bordeaux, 1894.

BONNECAZE. — Traitement chirurgical des imperforations congénitales du vagin. Thèse de Paris, 1872.

BERNUTZ. — Leçons cliniques sur les maladies des femmes.

DELAGENIÈRE. — Congrès français de chirurgie, 1891, p. 346.

DUMITRESCU. — Contribution à l'étude des absences congénitales du vagin considérées au point de vue chirurgical. Thèse de Paris, 1896.

EMMET. — La pratique des maladies des femmes (trad. fr. 1887).

LE FORT. — Des vices de conformation de l'utérus et du vagin. Thèse d'agrég., Paris, 1863.

FORGUE. — *Semaine Médicale*, 1899. La technique des greffes de Thiersch.

GOY. — De l'absence congénitale du vagin et de son traitement. Thèse de Paris, 1894.

LABADIE, LAGRAVE et LEGUEU. — Traité de gynécologie, 2e éd.

MICHAUX. — *In* Traité de chirurgie de Duplay et Reclus, t. VIII.

MOLLIÈRE. — *Lyon-Médical*, 1879-80.

Malolescu. — Influence des malformations utéro-vaginales d'origine congénitale sur la vie génésique de la femme. Thèse de Paris, 1897-98.

Pozzi. — Traité de gynécologie, 3e édition.

Picqué. — *Annales de gynécologie*, 1890.

Polaillon. — *Bulletin de la Société de chirurgie*, 1887.

Rivalta. — Contribution à l'étude des malformations congénitales de l'hymen et du vagin. Thèse de Paris, 1898-99.

Segond. — *Bulletin de la Société de chirurgie*, 1895.

Sokoloff. — *Annales de gynécologie*, 1890.

Snéguireff. — *Archives de tocologie*, 1892.

Tédenat. — *Montpellier-Médical*, 1893.

Tuffier. — *Bulletin de la Société de chirurgie*, 1892.

Tillaux. — Chirurgie clinique, t. II.

Villar. — *Bulletin de la Société de chirurgie*, 1895.

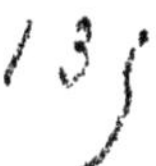

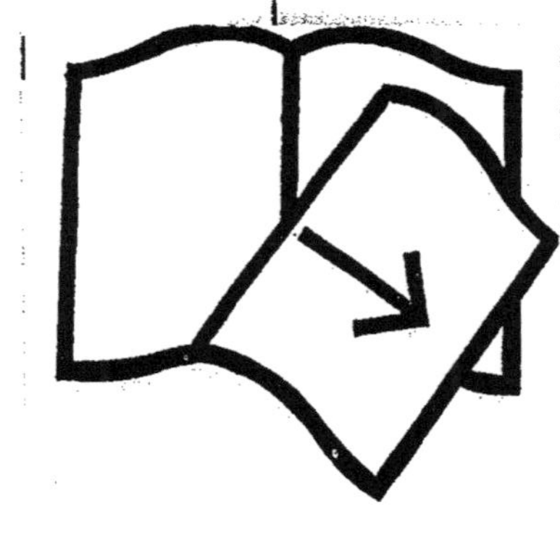

Documents manquants (pages, cahiers...)

NF Z 43-120-13

www.ingramcontent.com/pod-product-compliance
Ingram Content Group UK Ltd.
Pitfield, Milton Keynes, MK11 3LW, UK
UKHW021010200726
13857UKWH00004B/1375